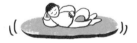

シリーズ
ケアをひらく

「脳コワさん」
支援ガイド

鈴木大介

医学書院

「脳がコワれた」僕らから、
すべての援助者へ

本書をリハ職や心理職をはじめ、
看護職・介護職・ケースワーカー・ソーシャルワーカー・
学校教員・行政窓口等々、
脳にダメージを負って「困っている人」に接する
すべての対人援助職のプロフェッショナルたち、
そして当事者と家族のみなさんに贈ります。

著者より

書名に含まれている「脳コワさん」は、疾患名・障害名にかかわら
ず「脳にトラブルをかかえた人」を指す造語です。本書7頁にある
ように、同じ困りごとを持った仲間としての共感から著者の奥様が
発した一言を採用しました。当事者発信の自称であることを踏ま
え、くれぐれも新たな差別的スティグマとして使われることのない
ようお願い申し上げます。
（医学書院）

「脳コワさん」支援ガイド

目次

グラフィックレコーディング・イラスト ▶ 清水淳子
ブックデザイン ▶ 日向麻梨子(オフィスヒューガ)

1 脳コワさんってなんだろう

■ 当たり前のことができなくなる

タイトルにある「脳コワさん」。聞き慣れない言葉だと思いますが、本書では脳外傷や脳卒中による高次脳機能障害に加え、うつ病・双極性障害・統合失調症などのあらゆる精神疾患、認知症、発達障害等々、「**病名や受傷経緯などが異なっていても、脳に何らかのトラブルを抱えた当事者**」のことと定義します。

僕自身は 2015 年に右脳にアテローム型脳梗塞を起こして高次脳機能障害となった当事者です。今でも記憶面や感覚過敏などで多少の障害が残ってしまっていますが、発症からしばらくは、本当に信じられないほど当たり前のことができなくなってしまいました。

- 3 行以上の文章が読めないし、漫画も読んだコマの次にどこのコマを読めばいいのか分からない。
- 注意を引く人や物に視線が固定してしまい、その凝視をやめられなかったり、感情が過剰に表情に出そうなのを制御しきれずにグシャグシャの変顔になる。それが「異様な人」だと自分でも分かるのにやめられない。
- 四六時中胸の中が「感情でいっぱいいっぱい」で、きれいな景色や音楽の旋律などにいちいち「号泣」「嗚咽」というレベルの涙があふれてしまう。

- 日本語は分かるのに人の話の意味が理解できない。言いたい言葉がなかなか出てこないのに、話し出すと止まらなくなり、まるで上手に話せない。
- 売店のレジで会計をすると店員の言う額が出せずパニックになる。
- 人混みを歩くとすべての人が自分に向かってくるようで座り込んでしまう。

あの人たちと同じだ！

　上記の症状は、脳梗塞後の急性期から1か月ほどのあいだに僕に起こったことです。それはまさに「自分をとりまくすべての世界が壊滅する」というような異様な感覚で、ときに大きな身体的外傷よりもリアルな苦しさを伴い、そこからどう逃れればいいのかも分からないものでした。

　けれど混乱と絶望のさなかで、僕の中には強い既視感が立ち上がりました。

「あれ？　なんだか不自由で苦しくて仕方ないけど、僕は同じような不自由を抱えた人に会ったことがあるぞ」と。

　たとえば、もともと高度な専門職で働いていたのに簡単な文章が読めなくなってしまったあの人――。

　僕の目の前で、レジ会計中にパニックを起こして飛び出していってしまった彼女――。

　表情や言葉や気持ちが自分の思い通りにコントロールできず、他者から誤解されることに苦しんでいた彼――。

　それは病前、取材記者をしていた僕が出会ってきた取材対象者たちです。記者時代の僕の専門は、「子どもと女性や若者の貧困問題」。取材対象のなかには、さまざまな生きづらさを抱えて精神科

に通院していたり、自傷癖や激しい希死念慮を抱えて生きてきたり、未診断でも強い発達障害特性を持つ方々がいました。

彼らから聞いていた「やれないんです。苦しいんです」と、僕のやれなくなったことや苦しいことはどうやら同じか、とても近い感じがする。これが既視感の正体でした。

なんてことだろう、ごめんなさい。

こんなに苦しいものだとは正直想像もできなかった。けれども、彼らの苦しさを知ってなんとか社会に伝えたいと願っていた僕が、「あの彼ら」がどんな気持ちでいたのかをようやく我が身をもって理解することができたのか……。

そんなことを言う僕に、妻が返したのが「**なんだ、それじゃみんな『脳コワさん』仲間じゃん**」という一言だったのでした。

妻も脳コワさん仲間

脳コワさん＝脳が壊れた当事者。

ちょっとふざけているようにも不謹慎にも感じるこの言葉がストンと腑に落ちたのは、妻自身がその脳コワさんの当事者であり、大先輩だったからです。

妻の頭部を MRI で撮ると、右前頭葉に黒々とした巨大な穴が映し出されます。かつて 33 歳の若さで膠芽腫という悪性脳腫瘍を発症し、その際の手術で直径 60 mm 以上の組織をゴッソリ切除したためです。しかも彼女は病前から発達障害（ADD：注意欠陥障害）の特性が強く、たくさんの「やれないこと」を抱えて育った結果、二十代前半で激しくメンタルを病んで精神科に通い続けた過去もありました。

そんな妻は、僕が苦しいことやできなくなってしまったことを、言葉にせずとも理解してくれました。「だって同じ脳コワさん仲間

だから」。この言葉に、どれほど救われたことでしょう。

見過ごされる当事者たち

　そんなテーマも含めつつ1冊目の闘病記『脳が壊れた』（新潮新書）を出版したところ、高次脳機能障害以外の脳コワさん仲間からもたくさんの声をいただきました。

〈この本には、自分のことが書いてある。不自由なことも苦しさも、鈴木さんと同じ感じで苦しんでます。めっちゃ苦しいです〉

　脳コワさん＝脳にトラブルを抱えた当事者は、病名や発症経緯や障害の機序が異なっていても「共通するお困りごと」を抱えているという気づきは、確信に変わっていきました。

　けれど、お困りごとが同じならその不自由や苦しさを緩和するライフハック（対処法）も共有できるのでは？　そんな観点で、僕自身の障害解釈、困りごと緩和の工夫、障害緩和（機能回復）の経緯を書いた2冊目の闘病記『脳は回復する』（新潮新書）に対する読者からの感想に、僕は深々とためいきをつくことになりました。

　特に僕の気持ちを真っ暗にさせたのは、僕と同じ高次脳機能障害の当事者からのこんな言葉です。

〈鈴木さんの書く苦しさとまったく同じように私も苦しんでいます。でも私は高次脳機能障害の診断を受けていません〉

〈失語など重い高次脳機能障害の診断とリハビリを受けていますが、本に書かれているような苦しさについて、それが障害によるものとは聞いてないし、なんのケアも説明も受けていません〉

〈身体の麻痺が重くて身体障害者手帳は取得していますが、高次脳機能障害の診断やリハビリは受けていません。でもやっぱり鈴木さんと同じように苦しいんです〉

〈脳卒中後、身体の麻痺もなく特に障害も残っていないと言われてリハビリも受けませんでしたが、どうにも鈴木さん同様の不自由があって、失職して精神科にかかり、うつ病の治療を受けています〉

　これはつまり、障害が残っているにもかかわらず、ご本人も周囲のご家族や医療者も、そのことに気づいていない。そんな「見過ごされた当事者」からの声だったのです。
　一方、高次脳機能障害以外の脳コワさん仲間からも、こんな言葉がありました。

〈鈴木さんと同じ苦しさがあります。うつと診断され、十年来、薬をもらうだけのために精神科に通っていますが、いっこうに楽になれません。心の病気と脳が壊れることは同じなのですか？　同じならばどうして鈴木さんのように楽になることができないのでしょうか〉

　お手紙やSNSなどを通じて次々届くそんな読者の声に、言葉を失いました。

「どうしたらこの苦しさを分かってもらえますか？」
　高次脳機能障害をはじめとする脳コワさんの症状は、外からはなかなか見えづらいものです。けれども、見た目は五体満足であったとしても、そこには七転八倒するような「リアルな苦しみ」が伴い

ます。

　僕自身、高次脳機能障害としては軽度の部類で、身体の麻痺も早期に回復に向かいましたが、何度もこんなことを思いました。
「脳梗塞を起こした時点でポックリ死ねていたら、どれほど楽だったろう」
「死んで楽になれるなら、いっそのこと死んでしまったほうがいいのかな？」

　同じ障害なら、少々重くてもいいからもっと分かりやすく、誰にでも配慮してもらえる障害を負ったほうがよかったと、心の中で呟いたことは数限りなくあります。
「どうしたらこの苦しさを周囲に分かってもらえますか。どうしたら楽になれるんですか」という悲鳴のにじむ手紙を読んで、あまりの残酷さに泣きたくなりました。
　繰り返しますが、脳コワさんはたとえ周囲から見て五体満足に見えても、大きな苦しさを抱えています。その状況を可視化できたら、きっとこんなことだと思うんです。

**　両足を骨折してる人がいるが、本人も周囲もその骨折に気づいていない。本人は骨が折れていることを理解していないので、激痛のなか、なんとか歩けると信じて必死にもがく。ついには折れた骨が皮膚を貫くが、流れ出した血に絆創膏を貼るぐらいで、まだ骨折そのものには気づかない。ずっと痛くて、ずっとずっと歩けない。**

　本人は、怪我をしていないはずなのに歩けないのは自分の根性や努力が足りないからと、自身を責めたりもします。
　周囲も「なんで怪我もしてないのにもがいてるの？　いいかげん

歩いてくれないと困るんだけどな」ぐらい言うこともあるでしょう。

　脳コワさん当事者たちの悲鳴から思い浮かんだのは、そんな目をそむけたくなるような絵面でした。

2 　脳コワさん支援の難しさ

4つの壁がある

　ではなぜ障害を見逃され、適切なケアを受けずに苦しみ続けている脳コワさんたちがこんなにもいるのでしょうか？

　自身のケースと読者のケースを比較して見えてきたのは、脳コワさんが適切なケアにたどり着くのを邪魔する「4つの大きな壁」があるのではないかということでした。

1 聞き取りの壁

援助職側が、当事者の訴えを聞き取ることの難しさ。その不自由がどんな障害から発生しているか正しく判断することの困難。

2 受容*の壁

当事者自身が、自分の不自由がどんな障害から起きているものなのかを認識・理解することの難しさ。

3 言語化の壁

当事者がその不自由や苦しさを正しく言語化し、援助職に訴えることの難しさ。

4 自己開示の壁

家族や職場など、医療以外の日常生活で接する人々へ、関係性を保ちつつ配慮をお願いすることの難しさ。

＊ここを含めて本書で使われる「受容」は、リハビリテーション医学でいう「障害の受容」のことではなく、障害名・症状名の「認識・理解」のことである。

これらすべてが、じつはとってもとっても大きな壁です。そして、自分自身が当事者となって４年半が経ち、ようやく当事者としての自分と援助職の方々の状況を俯瞰できるようにもなった今、心の底に湧き上がるのは、こんな本音です。

　「こんな分かりづらい障害は、当事者の側がよっぽど言葉を尽くさない限り、周囲の健常な脳の人間に理解してもらえるはずがない。決して、**脳コワさんに接する援助職のレベルが低いといった単純な話ではない**」

　そう。たとえば「注意障害」という聞き慣れた障害名について。このたった４文字の障害によって日常生活でやれなくなることはあまりに膨大です。そして、どんな場面でどんな不自由が起きて、それがどんな問題と苦しさを生み出すものなのかは、当事者の置かれた環境、本人の性格、それまでの人生や経験や知識などによって大きく変わってきます。
　一時は僕も、こんな分かりづらい当事者をきちんと理解できる援助者は「出産育児と結婚と離婚と就労と失職等々、あらゆる人生の成功と挫折を経験した中高年の女性ぐらいだ」なんて気が遠くなるようなことを思った時期もありますが、今はそう思っていません。

▶ 今こそ当事者と援助職が協力するとき
　脳コワさんの苦しさや不自由は、本当に可視化も理解も難しいものです。しかも表出されるお困りごとの種類も数限りなくあります。援助職がそれらすべてを力技で覚えたり、超能力者みたいに気持ちを読み取ってくれなんて無理難題は、とても言えません。
　けれど、援助職だけでは無理だとしても、そこに当事者自身が協

力したらどうでしょうか。援助職と当事者がきちんとコミュニケーションをとり、信頼関係を築き、双方の協力体制のなかで障害をスクリーニングし、その障害から起きるお困りごとの解消にともに取り組んでいく。

　自身が当事者になって強く思うのは、**脳コワさんの苦しさの解消は、「援助職だけ」「当事者だけ」のようなバラバラの努力では決して実現できない**ものだということです。そして基本的に脳コワさん当事者は、もうひとりでは生きられない存在だということです。

脳コワさんから歩み寄りの第一歩、これが本書です

　2冊の闘病記を出版した後、当事者のみならず、援助職の方々からもたくさんの「苦しい」の声を聞きました。当事者の気持ちや苦しさをうまく理解できないことや、どう支援すればいいのか分からないことに苦しんでいる……。真剣に当事者の苦しさに立ち向かいたいと思っている援助職ほど、そこには大きな無力感や苦しさが生まれることでしょう。

　脳コワさんにとっては、医師よりもリハ職や心理職をはじめとする援助職の人々のほうがはるかに重要な存在だと僕は考えています。たしかに脳卒中を起こした僕の命を救ったのは、急性期や再発抑止の医療でした。けれども僕らにとって、その後の人生を「生きていても仕方がないと思いながら生きる」のは、ときには死ぬよりもつらいことです。**援助職とは、その「今後の生命」に直結する、きわめて重要な職業なのです。**

　だからこそ本書を、僕ら脳コワさん当事者から援助職への「歩み寄りの一歩目」にしたいと思っています。

　僕自身は高次脳機能障害の一当事者にすぎません。しかし高次脳機能障害は、多くの脳コワさん仲間の抱える不自由や苦しさを内包

する、「脳に起きうる不自由の百貨店」のような障害だと考えています。

　本書では、「脳コワさん仲間」から共感の多かったお困りごとを中心に、僕らがどう苦しいのか、どんな不自由が僕らに起こっているのか、苦しさの緩和や回復のためにどんな配慮がほしくて、どんな工夫が考えられるのか、そして僕ら当事者が手を取り合える援助職とはどんな存在で、その関係性の構築にはどんなコツがあるのかまでを、展開していこうと思います。

　一緒に「楽」になりましょう！

　そして願わくは本書を、援助職を超えた援助「者」全般＝ご家族や仕事仲間やご友人などにも届く一冊にしたいと願っています。

　なぜならプロの援助職に加えて僕たち脳コワさんを救ってくれるのが、こうした周囲の味方だから。そして真摯な援助職と同様に、脳コワさんの苦しさに寄り添えないことに自身を責めている周囲の方々もまた多いからです。大事な人が苦しんでいるときに、その苦しさを分かってやれないこともまた、非常につらいことです（僕自身もかつてそうでした）。

　僕たちは、ひとりでは生きていけない存在です。どうかこの本を僕たち脳コワ当事者からの請願書としてとらえ、あらゆる脳コワさんに横断的に使用できる援助メソッドや支援姿勢を一緒に考えていただけないでしょうか。

　そして当事者とともに、支えるサイドも楽になってくださることを願います。

第 **1** 章

病名は違えど
困りごとは同じ

1 「脳コワさん」なんて、まとめちゃっていいの？

医学の基本に逆行？

本書のオビに《脳がコワれたら、「困りごと」はみな同じ。》などと特大風呂敷を広げてしまいましたが、医療の側に近い読者の方ほど違和感や不安を抱くのではないかと思います。

というのも、医学とは「細分化の科学」。症状の根源となる病気を鑑別・特定し、その原因疾患の根治を目指すのが本来のスタンスだからです。たしかに脳に不具合があって不自由で苦しいというだけで「脳コワさん仲間」なんてひとまとめにするのは、その立ち位置とまったく逆側を向いていることになるでしょう。

けれども、そんな医療のスタンスには、大きな落とし穴があると僕は思っています。

糸口として、高次脳機能障害の当事者となった僕自身が最も苦しんだ「会話が上手にできない」という不自由をベースに、ちょっと読み解いてみたいと思います。

失語症じゃない、でも会話ができない

まず僕自身が脳梗塞を起こしたのは右脳です。人の言語野は一般的に左脳といわれていますし、実際僕も「失語症」の診断はありませんでした。けれども病前のように会話ができない。日本語は分かっているし、耳も聞こえているのに、人の話を聞き取って理解できない。口唇や咽頭の麻痺（構音障害）が回復していっても、どうにも自分の伝えたいことを上手に相手に話せない……。

　じつはこの症状。2冊の闘病記の読者感想でも最も多くの共感が
あったものでした。しかも僕同様に受傷部位が右脳だった高次脳機
能障害当事者のみならず、うつ病や適応障害やパニックなど精神疾
患全般の当事者からも、そして発達障害、若年性認知症の当事者か
らも、それこそあらゆる方面の脳コワさん仲間から「それ一緒で
す！」「そんな感じです！」の声があがったのです。

　加えて、「妊娠期間中に同じようになったことがあります」なん
て想定外の方向からも共感の声がありました。

　これは一体どういうことでしょうか。まずは僕自身の当事者感覚
から、なぜ会話が困難になったかを解釈してみましょう。

僕がもらった障害名

　まず僕自身に残った高次脳機能障害の「障害名」や「症状」を書
き出すと、こんな感じになります。

- 半側空間無視
- 構成失行
- 脳の情報処理速度（思考速度）の低下
- 注意障害
- 記憶障害（作業記憶＝ワーキングメモリの低下）
- 遂行機能障害
- 感情の脱抑制（感情失禁、易怒）
- 発作的な易疲労（認知資源が枯渇する＝神経疲労がたまるといきな
  り思考停止してしまう）
- 光や音に対する感覚過敏

　上記は僕の病後のカルテに記入されたものに加えて、闘病記を読

んでくださったリハ職の方々から指摘されたものを一部含みます。

　こうした障害があるという前提のうえで、まずは会話を、

❶相手の話を聞き取る能力

❷自分の意思を伝える能力

❸言葉のキャッチボールをする能力

　の3つに分けてみます。すると、次のような仕組みが見えてくると思うのです。

2 相手の話が 聞き取れないのはなぜか

1 **思考速度の低下**があり、相手が話した言葉の意味を考えているうちに話が進んでしまう。

2 **ワーキングメモリが低い**ため、相手の話を聞いているうちにすでに聞いた内容を忘れてしまい、話がつながらなくなる。

3 **注意障害**(注意すべきことだけに選択的に注意をはらうことができない)によって、「聞き流してもいいような話の枝葉」「理解できなかった言葉の意味」に注意が集中し、そのあいだに相手の話が進んでしまう。

4 周囲の騒音、光、におい、あらゆる**無視してもよい情報に注意が飛び**、相手の話を聞くことだけに集中できない。

5 気づくと相手が何を話したのか、何を話したいのか分からなくなってパニックになる。その後は相手が話しているのが日本語なのは理解できても、「**意味**」が頭に入ってこなくなる。

どうでしょう？「聞き取れない」の背景には、思考速度の低下、ワーキングメモリの低さ、注意障害、感覚過敏、そして相手の話がそもそも整理されていない（ホント勘弁して！）などという要因があったのだと推察できます。

　ちなみにこのワーキングメモリ（作業記憶）が低いという症状は**「水を筆につけて、白い半紙に字を書いたらどうなるか」**を想像してもらえたら分かりやすいです。どんどん乾いて、何を書いたかすぐに分からなくなってしまいますよね。

こんなふうに、いま聞いたばかりの言葉や見たばかりの文字などの記憶が、すごい勢いで頭の中から消えていくような感じ。病前の脳の３倍とか５倍とかの速さで消えていってしまう感じ。これがワーキングメモリが低下している状態……なかなかの拷問です（24ページ参照）。

日本語だとは分かるけれど

この「聞き取れない」は、健常者も経験したことのある感覚ではないかと思います。

いわばそれは、知らない横文字や専門用語をものすごい早口で話すどこかの先生を前にした聴衆の「馬耳東風モード」。「この人何言ってんのかな？」と思っているあいだにどんどん話が進んで、そのうち何も聞いていない状況になって眠くなる……なんて経験は、誰にでもありそうです。

もちろん「元・健常脳」だった僕にもそんな経験は大いにありますが、脳コワさんになって知ったそれは、健常者の経験とは大きな差があります。当事者の「聞き取れない」は、24時間、日常のごく普通の会話のほとんどで起き続け、しかも全力で集中しても改善しないのです。

そして何より、一生懸命に聞き取ろうとしているのに、相手が日本語を話しているのは分かっているのに、その「意味」が入ってこない！　このときの感覚はかなり絶望的で異様な体験でした。

たとえば――。

「こんにちは。僕の名前は鈴木大介です。千葉県に住んでいる四十代の男性です」

これは日本語で、意味の通る単純な一文です。けれども、これが

次のようだったらどうでしょう。

「です僕のこんにち名前。でいる四十代のは鈴木大介に住んです男性で千葉県す」

　なんとなく相手の言葉が日本語であることは分かります。じつは先ほどの一文と構成する文字も同じです。けれども意味は分かりません。

　この意味不明の一文を声に出して読み上げると、僕の中には相手の話が理解できずにパニックになったときの感覚がリアルによみがえってきます。もっと言えば、聞き取れる日本語の部分以外はすべて逆再生の音声になっているような、ホラー映画のエフェクトのような異様な感覚です。

　もちろん「こう聞こえている」ではなく、「そんなふうに聞こえている感じ」なのですが、焦って聞こうとするほどに言葉は壊れ、加速度的に意味を失っていくのです。そしてそこには大きな不安や苛立ちなどの苦痛が伴うのでした。

外から見ると「ボケッとしてる」

　さらにダメ押しに！　何ということか、僕がこんなパニックに陥っているときに、相手から見た僕は「ボケッとして見えた」「ただ不機嫌そうに見えた」そうなのです。

　いやいや、そんなときの僕の脳内は、相手の言葉を聞き取ろうと全身全霊の全力疾走で、がんばってもそれでも聞き取れなくて、本当に苦しい思いをしているというのに、外から見てると「ボケっとしている」とは……。

　かなりショックですが、これが脳コワさんになった僕の「聞き取れない」のすべてです。

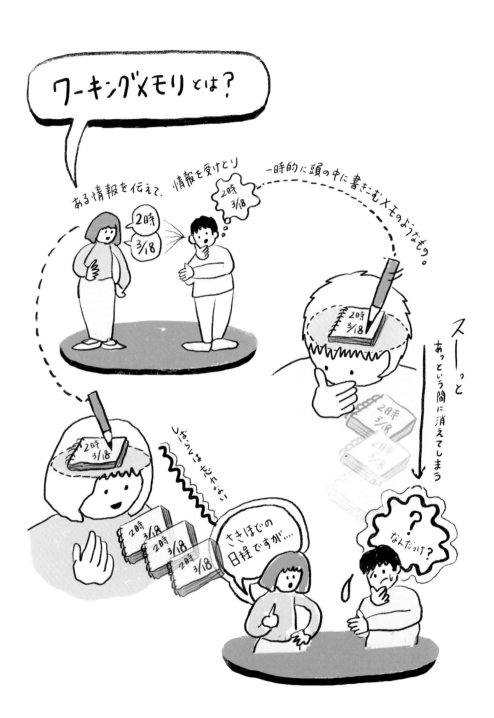

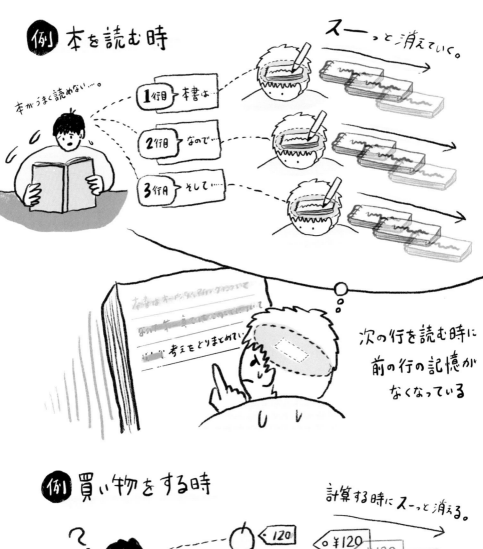

例 本を読む時

スーっと消えていく。

本がうまく読めない……。

1行目 本書は
2行目 なので……
3行目 そして……

次の行を読む時に
前の行の記憶が
なくなっている

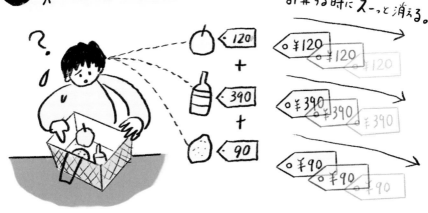

例 買い物をする時

計算する時にスーっと消える。

120
+
390
+
90

¥120
¥390
¥90

ではふたつめの、脳コワさんが話せない背景にはどんな仕組みが
あるのでしょうか？

3 自分の意思を 伝えられないのはなぜか

1 思考速度が遅く、相手の会話の隙に自分の言葉を差し挟む「**タイミング」がつかめない**。どんな言葉を差し挟めばいいのか、とっさに適切な言葉が思い浮かばない。結果、一方的に相手が話し終わるのを待つしかない。

2 自分が話し始めても、言葉がうまく出てこない隙に**相手が再び話を始めてしまう。**

3 ワーキングメモリが低いため、話そうと思って頭の中に用意した言葉を、**声を出す前もしくは自身が話している途中で忘れてしまう**。自分がすでに話した内容も忘れる。

4 本来伝えたい内容よりも**大きな感情が湧き上がっており**（脱抑制）、その感情や意図を伝えられている気がしない。だから何度も同じことを繰り返して言ったり、同じ意味のことを別の言葉で繰り返したり、早口のシドロモドロになる。

5 言葉だけでは伝わった気がしないためか、**手が勝手に動いて**謎のジェスチャーを始めてしまう（自分でも異様だと分かっていても止められない）。

6 相手に話を遮られる不快感がとてつもなく大きく、**その不快感に思考が支配されてパニックになり**、いっそう言葉が出しづらくなる。

7 言いたいことを忘れる前に話し切りたい、相手に遮られる前に話し終えたい、という気持ちがあるからか、**つねに焦りがあり**、早口で言葉が止まらなくなる。そして自分で何を言っているのか分

からなくなりながらも、一方的に話してしまう。

8 それでもがんばって話し続けていると脳が疲労して（易疲労）、**スイッチを切ったように突然考えがまとまらなくなり、言葉も出て**こなくなる（後頭部がしびれたように感じ、呂律の障害や手指の麻痺も少し戻ってしまう感じになる）。

これが上手に話せないことの分析です。こちらも思考速度が遅いこと、ワーキングメモリが低いことなどがベースになっている問題ですが、加えて感情のコントロールが効かない脱抑制の症状も大きく影響していたようです。

パンパンの風船と巨大な感情ポンプ

この「感情の脱抑制」とは、高次脳機能障害になった僕をとても苦しめた症状です。障害についてのリーフレットなどを見ると「易怒」「感情失禁」といった専門用語や、「我慢できなくなる」「些細なことで激怒する」「すぐに泣く」「幼児化する」などの症状説明で表現されています。けれどそれは当事者からするとかなり失礼というか、大いに心外な説明です。

なぜなら脱抑制の当事者感覚とは、喜怒哀楽すべてにおいて、以前なら「些細なこと」と思えたことが、未経験のサイズの「巨大な感情」に膨れ上がってしまうという困ったものだから。

それは中途障害の当事者としては、本当に想定外で未経験の感覚でした。たとえば、**人の心を〈風船〉に、感情を〈ポンプ〉で注入する空気だと考えてみてください**（30ページ参照）。

ふつう「雑踏で人の肩が当たった」というシーンでは、プスッとほんの少量の空気が注入されるだけでしょう。風船は少ししか膨らまず、徐々にその空気は抜けていきます。まあ、「イラっ！」とい

う程度の感情です。

けれど脱抑制のある当事者は同様の些細なシーンにおいて、1回の注入で風船が破裂寸前まで膨れ上がるほどの、経験したことがないような巨大な感情が心に生まれてきてしまうのです。それこそ振り返って機関銃を乱射したいほどに……。

しかもこの風船、ふつう平時はしぼんでいるものですが、高次脳機能障害になった僕の風船の中にはつねに意味不明の感情が8割ぐらい入っているように感じていました。もともと膨らんでいるそんな風船に、些細な出来事で巨大ポンプからの巨大感情が注入されて、毎度破裂寸前になってしまうのです。

幼児化する、だと!!!

これには心底困りました。この心の風船の中に常時感情がたまって胸がザワザワしている状況は、臨床で「不定愁訴」と呼ばれる状態でしょうが（140ページ参照）、本当に何もしていなくても心がいっぱいで、非常に苦痛です。

さらに、その巨大すぎる感情に適切な言葉がないからか、話していると勝手に手が動いてしまい、それが他者から見て異様だろうと分かっていても、どうしても自力では抑えられないのです。

感情の脱抑制による身体反応は、喜怒哀楽あらゆる感情について起こります。たとえば「喜哀楽」については、笑いを抑えられないとか、吹き出すように涙が出るとかといった反応に現れます。これはまあ、おおむね社会的に許される反応でしょう。

もちろん異様に身振り手振りが大きいとか、あまりに場違いな号泣とか、ここで笑っては不謹慎だというシーンで表情が崩れるといったシーンはありますが、それに失敗しても「絶対に許されない」というほどのことではありません。

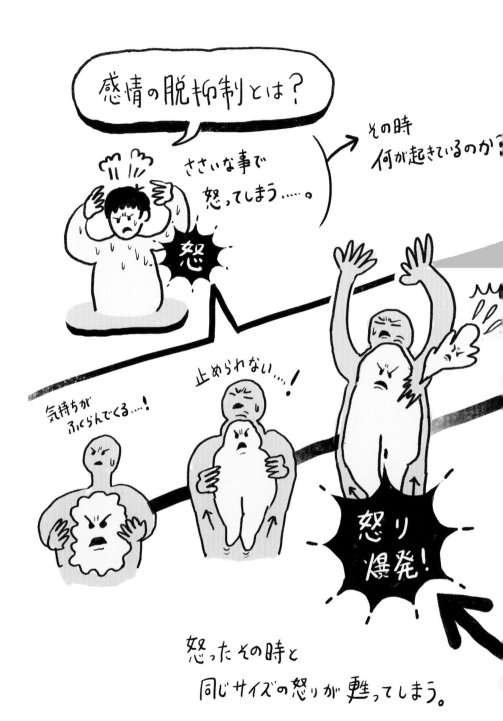

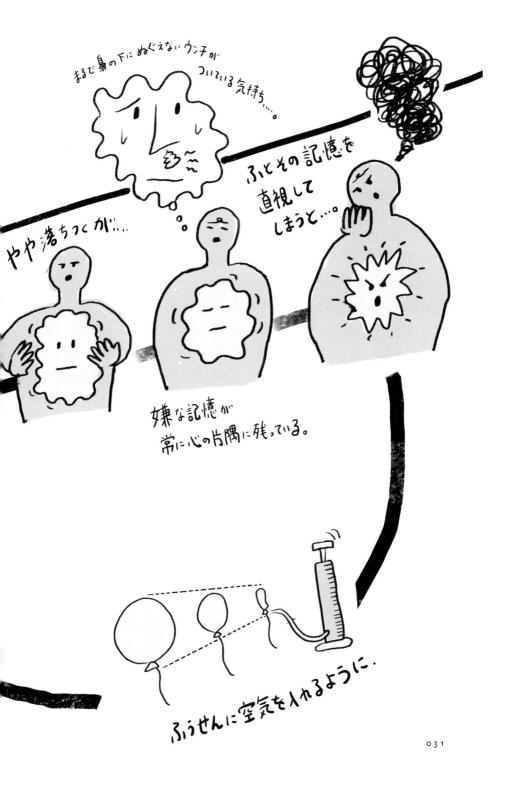

ところが「怒」の脱抑制による身体反応は、大声や暴言、物理的な暴力や破壊行動など、社会的には許されない反応なのです。「喜哀楽」と違って、これはもうどんなに苦しくても耐えるしかない。

　僕も分別ある大人ですから、それが場違いだとか、許されざることであると分かっています。だからこそ湧き上がる異常なサイズの感情を、全力で胸の中に抑え込もうとします。それはもう体が震えるほどに必死に耐えているのです。

　先ほど、高次脳機能障害について配布されているリーフレットなどが「大いに心外」と書いたのは、こうして当事者が自分をコントロールしようと必死になっていることに対して、あまりにも無理解な言葉が並べ立てられているからです。

　このギャップの正体は、非当事者が脱抑制という言葉を単に「抑制の機能を失うこと」と解釈するのに対し、当事者はまずその抑制のない感情があまりに未経験のサイズであることにとまどい、「感情がバカでかくなった」と感じることの差でしょう。

　いずれにせよ、**これほど必死に耐えているにもかかわらず、それを「我慢ができない」「すぐ怒る、すぐ泣く」といった言葉にされたならば、正直当事者としては心を閉ざすしかありません**。だって僕らは全力で我慢しているし、そもそも我慢できないサイズの感情が発生してしまうことが症状なのであって、「我慢できないことが症状」なわけじゃないのだから。「幼児化」なんて言われた日にはもう、風船破裂寸前でしょう。

　この感情の脱抑制は多くの脳コワさんに共通するお困りごとであり、生きづらさの根幹でもありますので、ぜひこの「パンパンの風船と巨大な感情ポンプ」という当事者の状況を想像していただきたいと思います。

　これは心底キツいです。特に怒りなどのマイナスの感情を自分の

中に抑え込むことは、火傷しそうに熱いものを吐き出すことができ
ずに喉元にため込むような、そのこと自体にリアルな苦しみを伴う
ことなのです。

　さて、では気を取り直して、最後の、上手に言葉のキャッチボー
ルができないことについてはどうでしょう。

4 言葉のキャッチボールが できないのはなぜか

1 思考スピードが遅くて、**適切な相づちや返事が入れられない**。

2 言葉に適切な抑揚をつけられず、言葉と感情にふさわしい表情も上手に出せない。結果、**能面で棒読みのような話し方**になってしまうため、やはり感情がうまく伝えられない。

3 相手の話題に適切な表情でリアクションすることができず、顔面が固まってしまう。相づちもないため、相手からすると「**人の話を聞いていない**」ように見えるらしい。

4 想定外の「振り」や質問があると、**とっさに最適の言葉やリアクションが出てこなくて**黙り込んでしまう。そのような唐突なことがあるのではないかと思うと、返事があらかじめ用意できない会話そのものが不安になる。

5 つねに**返答がワンテンポ遅くて焦る**。そして返答を待てない相手が自分の話を始めてしまうと、やはり対話にならず一方的に話され、打ち切られて会話終了となる。

　これが会話の困難です。脳コワさん仲間のなかでも特に高次脳機能障害の当事者では、**2**と**3**の「言葉に抑揚をつけたり、感情と表情の連動ができない」に共感の声が集中していました（「プロソディ障害」とされているものです）。

　たとえば「ええ」という言葉には、驚き、呆れ、不満、困惑、同意、疑問等々、抑揚と発声によって多くの意味のバリエーションがあります。そうした抑揚の使い分けを失ってみて初めて、僕はそれ

が感情伝達に重要な技術だったのだと気づきました。

▶ 対話とは感情のやりとり

この「キャッチボール」をあえて会話の仕組みから分けたのは、病後、徐々に「聞き取れない」「話せない」が改善していっても、病前通りの自然な言葉のキャッチボールができるようになるまでにはさらに長い時間がかかったからです。

対話とは、単に言葉という情報のやり取りではなく、リアルタイムでスピーディな「感情の交換」でもあります。言葉に加えて、ちょっとした表情、視線、身体や顔の角度、声の大小や抑揚といった「言語外の技術」が適切に含まれることで初めて成立するものだと身をもって知りました。そして、それが失われた日々は本当に絶望的なものでした。

耳と骨伝導で聞こえる自分自身の声には抑揚がなく、極端に焦っているか興奮しているかのように早口で、話題にまとまりと論理性がない。病前の自分の話し方とはまったく別人のようです。病前の僕の仕事は取材記者、つまり人と会話することだったので、会話が思い通りにできないことは失業を意味します。4年以上経った今でも、執筆業務は続けられても取材仕事には復帰できていません。

5 原因は何であれ 対処法は同じ

▶ 誰にでも起きていること

さて、闘病記に書いた「会話が難しい」という経験について、高次脳機能障害のみならず多くの脳コワさん仲間から「それそれ！」という共感がたくさん寄せられたと先ほど書きました。以上の解釈をベースにすると、その背景も見えてくるのではないでしょうか。

なぜなら思考速度の低下、ワーキングメモリの低下、注意障害（認知資源の枯渇）、感情のコントロール困難などは、脳外傷のみならず脳神経のネットワークに何らかの問題があれば普遍的に起きることだからです。むしろこれらのほとんどは、健常な脳とされる者にでも、ストレスや不安の強い状態、思考的に繁忙で余裕がないなどの認知的多忙・神経的過労状態によって、当たり前に起きうることなのではないでしょうか。

「出産前後に同じ感じを味わった」という感想は、まさにその証明でしょう。

なるほどそう考えると、「脳コワさんはみんな会話に困難を抱えている」と言っても、過言ではないと思えます。原因がどうあろうと、脳のどこにどのような問題があろうと、僕たちは話しづらい、聞き取りづらい、言葉のキャッチボールについていけないという困りごとを抱えているわけです。

▶ 会話の原則は同じ

ここで考えていただきたいのは、原因がどうあれ「困っているこ

と」「困り方」が共通している以上、その解決策にも大きな共通点があるのではないか、ということです。たとえば僕ら脳コワ当事者にとってありがたい会話とは、

- ゆっくり話す。
- 話題をシンプルに、枝葉に振らず短く話す。
- 話が終わるまで遮らずに聞く。
- 唐突な質問などの変化球を使わない。
- 一緒にメモをとって確認しながら話す。
- 言葉にしづらいことを問いつめず、待つ。

といった、配慮のある会話でしょう。これは間違いなく、あらゆる脳コワさんに共通する「会話の困難」というお困りごとを解決する基本的な援助メソッドです。

こんなことは、さまざまな支援の現場ではさんざん言われていることかもしれません。けれども僕自身、病後に接した援助職や医療者の多くから言葉を遮られましたし、彼らの話のスピードにもついていけず、つらい思いをたびたびしました。

そして意識してみると、病院の窓口で、待合室で、病院を出た社会のあらゆるシーンで、おそらく脳コワさん仲間だろう会話の苦手な人が、早口で問いつめるような会話に対応できずに困っているのを毎日のように目にすることに気づきました。

我々は全然配慮されてない。こんな基本的な不自由すら、まるっきり分かってもらえていない。

とにかく「楽」になるために

このような経験から本書では、細分化の科学という医学の立場に

あえて批判的な立場をとらせてもらいます。

　僕ら当事者にとって大切なのは、自分の脳のどこが壊れていてどんな病名がつくのかではありません。「**とにかくいま苦しいことを楽にすること**」「**いま困っていることを解消・緩和すること**」——これに尽きます。そして原因とされる疾患がなんであろうと、その困りごとの緩和メソッドには、ある程度の共通性があるはずです。

　以上が、本書で「脳コワさん」という乱暴なくくりを提唱させてもらう理由です。家族など周囲の方々はもちろん、援助職のみなさんも、診断された病名に目を曇らされてはいませんか？　当事者の不自由を、無視してしまってはいませんか？

　次章からは、僕ら脳コワさんがどうすれば楽になっていけるのか、まずは一当事者である僕の社会復帰プロセスを資料に考えていこうと思います。

第 **2** 章

「楽」になるまでの
8つのステージ

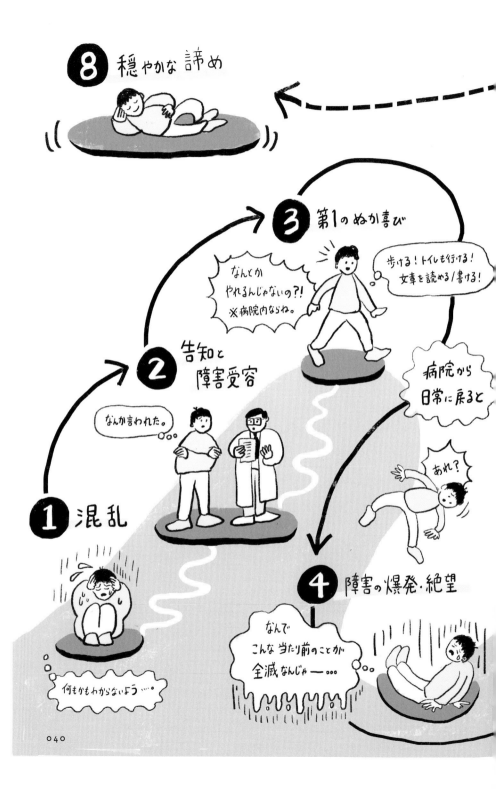

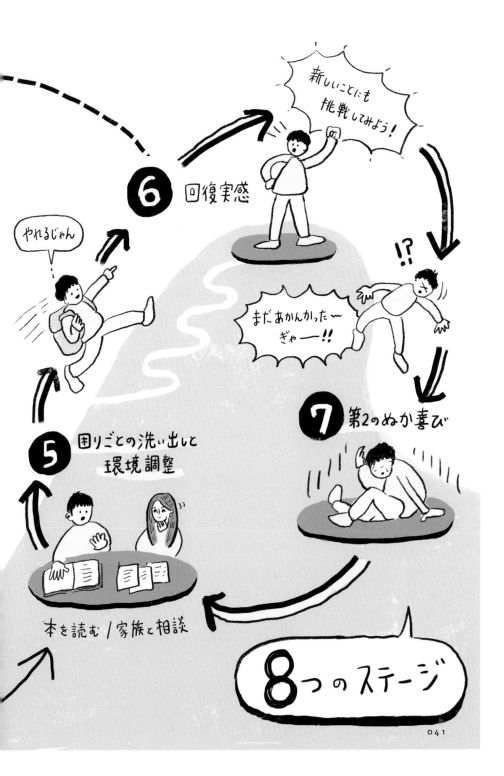

1　僕のプロセスを振り返ってみる

　さて。突然ですが、僕は今かなり「楽」です。

　脳梗塞を発症してから一時はその苦しさのあまり、みずから命を断つことを脳裏に思い浮かべる日々もありましたし、4年半経つ今でもいくつかの障害は残存しています。しかし日常生活や仕事のうえで途方に暮れたり、苦しい思いをしたり、まして死にたいということは、もうほとんどなくなりました。

　毎年脳梗塞を起こした5月末になると、「去年の今ごろは本当に地獄だった。1年で本当に楽になった」と同じことを言い続けていましたが、5年目になる今年（2020年）の5月はさすがに「去年の今ごろは地獄とは言わないまでも、まー今よりは苦しかったね」ぐらいにはなっていそうです。

　では僕自身は「脳が壊れた」状態から4年以上をかけ、どんな経緯で今の「楽」に至ったのでしょうか。振り返ってみると、そこには8つのステージがあったと思います（40ページ参照）。

ステージ1 混乱

まず発症から入院直後。いわゆる急性期と言われるこの時期は、自分がどうなってしまっているのかも分からない混乱のステージでした。それは「**世界が壊れた、僕も壊れた**」としか言いようのない、未経験の混乱です。

目は見えている、耳は聞こえている、触れば物はそこにある。歩こうと思えば歩ける。けれどもそのすべてが「おかしい」。猛烈で異様な違和感のなかで頭がぐちゃぐちゃになって、何もまともに考えられない。

幸か不幸か、僕は脳梗塞を起こしても意識を失うことがありませんでした。けれどもそれは、梗塞部の血栓に対する tPA（静注血栓溶解）措置を受けるまでの時間、すなわち自分の脳が壊れていくプロセスをリアルタイムに体感してしまったということです。

朝起きたら呂律が回らなくなっていたことから「これは脳にトラブルか！」と気づき、妻に病院に問い合わせるようお願いしたところまではまだよかった。けれどもそこからどんどんものが考えられなくなり、妻の言う言葉の意味が分からなくなり、自分の言いたいことが思い通りの言葉にならなくなり、ものが二重に見え出し、刻一刻と周囲の世界が経験したことのない異世界にどんどん突入していく……。

継続していたいつも通りの日常が突然、ホラー映画の世界に突入していくのを止められないような、あの猛烈な違和感、異世界感。その恐怖・不安は、いま思い起こしても二度と経験したくない、人生最悪の感覚です。

2つめのステージは、自分の脳に障害が残ったのだと理解した「告知と障害受容」のステージです。

時期的には緊急入院から2〜3日後ぐらい、まだ急性期病棟(脳外科専門病院)における脳浮腫のコントロール中で、脳カテーテルによる造影検査をいつやるかという段階でしたが、自覚している限りでは次のような症状がありました。

- 離人感(自分自身の心が自分の身体の外側にあり、他人の身体をリモコンで動かしているような違和感)。
- あらがえぬ傾眠。
- 自分の左側に異様で不気味で不可触の世界が広がっているように感じて、左側を見ることができない。
- 右側の気になるものを凝視してしまう。
- 言いたいことが言葉になって出てこない。

医学的にも文字通りの急性期でしょう。けれど僕はこの段階で、主治医から高次脳機能障害の告知を受けました。そして高次脳機能障害のなかでも「半側空間無視」の症状が目立ち、視界の左側に注意を払うのが苦手になっているので注意してくださいという指導を受けました。

さらに入院から1週間を待たずに始められたリハビリで僕を担当してくれた言語聴覚士(ST)は、半側空間無視がなぜ起きるのかを説明してくれました。対面で話していても右上方を凝視してしまうという症状のベースには注意障害があることなども教えてくれたのです。

　急性期にこうした告知や障害説明をするのはきわめてレアケースのようですが、この告知と症状の自覚をベースに、僕は「今の自分はかつて自分が取材した脳コワさんたちと同じだ！」という6ページに書いたような既視感と気づきに至ったのでした。

　1冊目の闘病記『脳が壊れた』の企画書を担当編集者に送ったのは発症から12日後のこと。その企画書には「ようやくあの人たちの苦しさが我が身で理解できるようになったので、なんとか代弁したい」といったことが、誤字まみれの文面で、なかば嬉々として書かれていました。

ステージ3は、リハビリ入院の期間。この時期に自覚していた症状には、ステージ2で書いたものに加えて、次のものがありました。

- 見舞い客が来ても表情が崩壊したり号泣したりしそうで、適切に会話もコントロールできず、コミュニケーションがとれない。
- 病院内で介助なしで移動できる場所や時間が制限されていることに対する猛烈な閉塞感・焦燥感。
- 自分の身体を自分でコントロールしている感じがない違和感と苦しさで、深夜に過換気発作を起こして悶える。
- 看護師さんや医師の言動に猛烈な怒りを覚えたり、ラジオの音楽に感動して泣き崩れるなど、喜怒哀楽あらゆる感情のコントロールがきかない。
- 院内ラウンジなどでは不快な音ばかりが耳に入ってきて人と話せず、その場を立ち去るしかない。

個々の症状はそれぞれにかなりの苦しさを伴うものの、じつはこの時点の僕は、自分に対して絶望するどころか、かなり楽観していました。

その理由はなんといっても、身体の麻痺に対するリハビリ指導があまりにも効果的だったことです。

僕の身体の麻痺は左手指を中心にした軽度のものでした。しかしリハ職の方々は、僕自身が気づかない部分に残った麻痺と、それによってやれなくなっている動作を信じがたいほどの精度で見つけ出

し、再度機能するための課題を次々と与えてくれました。

　昨日はまったく動かなかった指が、今日は少し動き、明日はもっと動くだろう。努力すればするほどに急速に機能が回復するというリハビリ体験は、純粋な達成感に満ちたものでした。もともと性格に体育会系なところがある僕は、すっかりスポ根魂を燃え上がらせてしまったのです。

　調子に乗った僕は、理学療法士（PT）に「回復の目標は？」と聞かれて「退院までに23歳のフィジカル（身体能力）を取り戻す！」と答えてしまい、「リハビリはトレーニングではないんですよ」と諭（さと）される始末。

　そんなハイテンションのなか、僕は「高次脳機能障害も身体の麻痺と同様に、課題にうまく取り組めばぐいぐい回復していくのではないか」と思ってました。

　そのぬか喜びに拍車をかけたのは、回復期病棟で受けた神経心理学的評価課題（認知テスト）です。

　やはり「評価」というだけで全力を投入してしまう性格もありますが、実際、課題の多くはゲームのようでした。いくつかのテストは出題者の意図が読み取れたり、出題パターンを覚えられるようなもの。そうしたテストの多くに高得点を叩き出した僕は、課題によっては「一般的な同年代の健常者よりも高い得点だと思います」などと言われ、すっかり前向きでした。

　そして、この前向きマインドの根拠としてもうひとつ重要なポイントが、「壊れた僕の中に"僕自身が残っている"」と確信できていたということです。

　これはどういうことでしょうか？

　今になって、かつての急性期の僕を見た友人に話を聞くと「あのころは、本当に鈴木大介は終わったんだな、と思った」などと失礼

なことを口々に言います。そりゃこの時点での僕は「話しかけても
なかなか返事をせず、変な表情で右側の何かを凝視して、脈絡なく
話しては押し黙り、左口角からよだれを垂らしている人」ですか
ら、そう思われても仕方なかったかもしれません。

　第三者から見ればそんな状態の僕でしたが、先述の通り入院から
12日目の段階で企画書を書き（誤字脱字まみれの短い企画書に3時間も
かけましたが）、同時に自己の障害観察を始めることができていまし
た。つまり「病前通りに思考する能力」が、僕の中に残っていたの
です。

　言うなればそれは、「衣が真っ黒な激ウマ唐揚げ」の僕、です。

　僕という個人を唐揚げにたとえると、友人たちから見た病後の僕
は衣が真っ黒だったり、ひどいにおいがして、とても他人が食べた
いとは思えない唐揚げだったでしょう。けれどどんなに異様な衣に
見えたとしても、**その中身には激ウマのスパイスや調味料で漬け込
まれた「病前通りの僕という熟成唐揚げ肉」がきちんと残っていた
のです**（100ページ参照）。

　そのスパイスや調味料とは、脳梗塞発症まで41年間かけて僕が
育てた「経験・知見・価値観」。そして熟成唐揚げ肉とは、僕自身
のパーソナリティの核です。

　中身の僕がいなくなったり、違う肉になってしまったら大変だっ
たけど、そうではない。今はどうあがいても「元通りの衣」がつけ
られない＝病前通りには振る舞えないけど、中身の肉が元通りなら
ば、まぁなんとかなるだろ！

　これが楽観視の最大要因でした。

　入院期間は合計で50日ほど。その後に味わった地獄の日々を考
えると、それはまさに「ぬか喜びのステージ」だったとつくづく思
うのですが……。

ステージ4 　障害の爆発・絶望

　4つめのステージは退院当日から始まった、文字通り地獄のような日々です。病院から一歩出た先の「当たり前の日常生活」とは、病棟内とは比較にならぬほど情報が過多な世界です。病前に当たり前にできていたすべてのことが、いかに高次な脳機能を使うタスクか。それまでの僕は、そんなこと考えたこともありませんでした。そのなかで僕はあらゆることにつまずき、失敗し、一日何度もパニックの発作を起こしてしまうことになったのです。

　それは文字通り「障害の爆発」でした。

　退院当日、僕は入院中にずっと食べたいと思っていたラーメン屋に行き、店のおばちゃんの前で「ラーメンがおいしすぎる」と号泣してしまいました。

　ラーメン屋を出ても、妻の運転する車の助手席で車窓に見える夕日の美しさに抑えきれぬ感涙。

　そして立ち寄ったスーパーマーケットに足を踏み入れるなり、僕は耳を両手でふさいでしゃがみ込んでしまいました。たくさんの商品の色や音楽、特売情報のアナウンスや走る子どもといった情報の嵐にパニックを起こしてしまったのです。

　退院当日からこのありさまですから、あとの日々は言うまでもありません。

- 24時間、つねに「号泣寸前の幼児」のような不安定な心理状態で胸がいっぱい。ちょっとした刺激で涙があふれ出したり、耐えがたいほどに感情が乱れてしまう。
- 寝しなに妻がベッドでいじるスマホの光や音にパニックを起こし、家を飛び出してしまう。

- かかってきた電話に出てみれば相手が何を言っているのか理解できなくなって、あらぬことを口走って切ってしまう。
- コンビニのレジ会計では毎回パニック。初対面の店員さんに、自分が何月何日に脳梗塞を起こしていま高次脳機能障害を持っているなんてことを真っ赤な顔で説明し始めてしまう。
- ようやく夜になって眠りについても、毎晩のように入眠時に過換気の発作が起きて七転八倒。

　すべて書き出していてはきりがないほど、当たり前の日常生活のすべてが壊滅し、あらゆることに苦しさが伴う日々。もうこれは途方に暮れました。**自殺したほうが楽かもしれないという気持ちになったのも主にこの時期のことです。**

「死んだほうが楽かも」と「死にたい」は違う

　病前の記者仕事のなかで、多くの脳コワさんから「死んでしまいたい」の声＝希死念慮の訴えを聞いたことのあった僕でしたが、じつは僕自身は病前に希死念慮にとらわれたことがほとんどない、楽天的で小器用で逃げ上手な人間でした。けれど自身が脳コワさん当事者になって、何度か自死についてリアルに考えるなかで、意外な発見がありました。それは「死んだほうが楽かも」と「死にたい」の感情は、まったく別物だということです。

　まず「死んだほうが楽かも」は、主にパニックの苦しさに対する感情です。日常生活の多くのシーンで心理的破局があり、そのつど本当にこのまま死んでしまうのではないかというほどの不安と恐怖を味わい、その状態からどう抜け出せばいいのかの積極的対策も分からない時期です。晴れた日も雨の日も、ただ生きているだけで胸が苦しく、ちょっとしたことで破局し、当たり前の日常生活がまるで普通に送れない。そのとき僕は、「この状況がずっと続くならいっそ死んでしまったほうが楽だし、脳梗塞を起こした時点でぽっくり死ねていたらどんなによかったろう……」と思うこともありました。

　けれど一方で、僕が「死にたい」と強く思ったのは、自分自身が以前であればやらなかっただろう「ありえない失敗」をしたときや、何より自分が大事に思っている妻に対して深く傷つけるような態度や発言をしてしまったとき。つまり自分自身に心底絶望し、自分を大嫌いになってしまったときでした。失敗をやり

直せないなら、こんな自分は消えてしまったほうがいい。生きている価値がない。そんな気持ちから、僕は自分を消し去りたくなることがたびたびあったのです。

　前者は、「苦しすぎて、死んだほうが楽ではないかと思う」。後者は「死んでしまいたいという思いから抜け出せないことが苦しい」。

　この違いを多くの援助職の方に知っておいてほしいと思うのは、言葉としては同じ「希死念慮」でも、当事者の抱える苦しみのタイプがまったく違うし、支援のアプローチが変わってくると思うからです。

　前者に必要なのは、「鎮痛」傾向の支援でしょう。不安を取り除き、その見えない苦しさを肯定したうえで、破局に至らないための工夫と、破局してしまったときの対応を教示すること。投薬による物理的なアプローチもあります。

　一方後者の「死にたい」に求められるのは、強い自己否定や自責感情に至るような失敗をさせないことと、すでに取り返しのつかない失敗の記憶をどう取り扱い、失われた人間関係などをどう取り戻すかの相談に乗ってあげること。これは、より複雑で高度な支援になると思います。

　消せない自責感情がこんなにも自死を身近なものにするとは、健常だったころの自分には考えもしないことでした。どうか援助職のみなさんには、このふたつの「死にたい」を同一視したり、軽視することなく、ケアにあたってほしいと願います。

退院したはいいけれど、このままでは日常生活がとても送れない……。それは本当に絶望的な日々でしたが、じつはここからの僕は、脳外科の担当医師や通院リハの指導医（いずれも急性期・回復期病棟の担当とは別）に対して、自分の困っていることや不自由について自己開示して解決を求めることを、早々に諦めてしまいました。

理由はまず、通院リハでも相変わらず神経心理学的評価でそこそこの高得点を獲得してしまったこと。

そして何よりも、第1章に示したような「会話ができない」症状が壊滅的なサイズで出ていた当時の僕にとって、「相手に何かを分かってもらえるまで説明する」といったタイプの説得的・問題解決的な会話が最も苦手で、苦痛とパニックの不安を伴うものだったからです。

話しづらいと言っても、「そのようにきちんと話せている」と言われてしまう。言葉で伝えるのが困難ならばと、やれないことや困っていることを丁寧に文書化して問診に持ち込めば、医師はそれをちらっと見て横に置き「最近どうですか？」と来ました！

どうもこうも、上手に話せないことに困っていることは、しどろもどろになりながらも何度も医師に伝えています。話せないから文書にしてきたのに……。

感情の脱抑制状態にある僕の心はもう、病院中の窓ガラスを叩き割って灯油をまいて放火して逃走したいと思うほどの、それまでの人生で経験したことがないほどのサイズの怒りの感情でいっぱいになり、この時点で主治医に対して完全に心を閉ざしてしまいました。

結果的にそれが完全な不正解だったとも思えないのですが、僕はこの時点で医療に心を閉ざした結果、自分自身でなんとかすること

を選びました。それが、このステージの表題にある「困りごとの洗い出しと環境調整」です。

　具体的には、1冊目の闘病記を書き始めていたこともあり、まずは日々自分がどんなシーンで失敗したりやり遂げられないのか、どんな感じでやれなくなってしまうのかといったことをメモに書き残すことを始めました。そして、それぞれの不自由にどんな工夫と対策をすれば「やれないことがやれるようになる」のかを試行錯誤していく日々を始めたのです。

　とはいえ、それはべつに暗中模索だったわけではありません。情報過多環境でのパニックや選択的注意の問題と遂行機能障害などの自身の症状については入院中から「**発達障害の当事者（特に自閉症者）の不自由と酷似している**」と確信していたので、大人の発達障害の当事者向けに活用されているさまざまな環境調整のメソッドを自分向けに応用しました。

　特に役立ったのは仕事部屋の書架でホコリをかぶっていた『発達障害のある大学生のキャンパスライフサポートブック』（高橋知音、学研教育出版）という実用書籍。

　病前に何の資料で買ったのかも覚えていない一冊ですが、そこに書かれている環境調整や代償手段の数々が高次脳機能障害になった僕にとてもフィットしました。それは、「ある程度環境の整った小中高ではなんとかやってこれた発達障害特性の持ち主が、より高度な自己管理を求められる大学入学と同時に特性を障害化させてしまう」ことと、中途障害である高次脳機能障害の当事者のあいだに共通する状況があるからでしょう。

　とはいえ、なんといっても最大の支えになったのは、強い発達障害特性を抱えながら生きてきた脳コワさんの大先輩である妻が、多くの有用なアドバイスや横からの声かけをしてくれ、さまざまな作

業の際につねに横に寄り添って小さな手伝いをし続けてくれたことです。急性期のころから、妻が僕に最も強く伝えようとした言葉が「なんでも自分ひとりでやろうとするな」でした。

「あなたが苦手になってしまったことのほとんどは、あたしが昔からできなかったことだよ。でもねえ、なんでも自分でやるっていうのは、自立じゃなくて孤立だって言うでしょ？」

　病前は働かず家事も自発的にはせず、日常生活上でまったく戦力にならなかった妻が、ちょっと頼ったりお願いごとをするだけで、信じられないほど力強い支えになってくれる。やれないと諦めそうなことでも、そのほんの一部を手伝ってもらうだけで、いきなりやれたりもする。

　この「頼ったりお願いごとをすること」を取引先にまで広げていったのは、病後１年半、１冊目の闘病記発行からしばらくしたころで、とあるきっかけがあってのことでしたが（116ページ参照）、こうして僕の生活におけるお困りごとは、劇的に減少し続けました。
「このように配慮してくれれば、今まで通りの原稿が書ける」
「逆に○○のようなことをされると、書けなくなってしまいます」
　病前ならとても口にできなかった泣き言を言い、それに対して担当者が理解してくれたときの解放感とありがたさは今も忘れられません。すべての取引先が理解してくれたわけではありませんでしたが、こうして「可能な仕事、可能にする環境」を取引先と共有していくなかで、徐々に仕事への復帰度も深めていくことができました。
　いま思えば、この「**弱音を吐いて協力を得る**」ことで得た余裕こそが、自身の不自由を正視し、その不自由を緩和する環境調整を導入していくうえで、最も重要なプロセスだったように思います。

ステージ6　回復実感

環境調整を重ねて日常や仕事への挑戦を進めていく日々。そんななかで、ある日ふと、やれなくなっていたはずのことが「再びやれるようになっているじゃないか！」と気づくことが増えてきます。

たとえば、感情のコントロールが困難なため、号泣してしまってまともに観ることができなかったタイプの映画をいつの間にか冷静に（半泣きぐらいで）鑑賞できるようになっていたり、仕事のスケジュールづくりでミスをすることがなくなってきたり、コンビニのレジで店員さんに「温めますか？　お箸いりますか？　レシートいりますか？」と矢継ぎ早の判断タスクを振られても、パニックになるのではなく「大丈夫です」とまとめて答えられるようになったり……。

本当に些細なことなのですが、「お！　やれるようになってるじゃん！　回復してるじゃん！」と気づいて、とてもうれしくなる。

この第6ステージはそんな機能回復実感のステージです。入院当初に「脳梗塞における後遺症は"半年で障害が固定"し、それ以降の回復曲線はほぼ横ばいになる」と説明を受けていたのに反して、**高次脳機能障害における多くの回復実感は半年どころか1年以上経ってから実感することがほとんどだったように思います。**

むしろ半年というのは、自身に残った障害や不自由を探り出す道なかばの時期で、回復どころではない。

脳卒中や外傷で、再発悪化のリスクコントロールが必要な時期を急性期というのなら、「高次脳機能障害の急性期」は半年から1年というのが、当事者としての実感です。

ステージ7 第2のぬか喜び

　ステージ6のように少しずつやれることが増えて日常や仕事への復帰度を深めていくと、今度は油断して環境調整を怠ったり仕事量を増やしてしまったり、体調や天候が悪いなどの条件によって、解消したはずのミスやトラブルをあらためて繰り返したり、不自由感が舞い戻ってくることがたびたび起きてきました。

　また、病前にやり慣れていたタイプの仕事は問題なくこなせるのに、似たような内容だけど「病前には未経験」といった仕事を受けたとたんに、まるでやれなくてパニックに陥るなんて局面にもたびたび遭遇するようにもなります。

　つまり、じつはステージ6で実感した回復の一部は、ステージ5で進めたいろいろな対策や工夫、援助希求や周囲の協力といった環境調整が実を結んで「**不自由な特性が障害化しなくなった**」にすぎず、機能がすっかり病前に戻ったわけではなかった。いわばそれは「錯覚の回復」にすぎなかったと気づく、第2のぬか喜びがこのステージ7です。

　初めは「脳梗塞そのものが再発したのか！」「悪化しないはずの高次脳機能障害が悪化した⁉」などと不安に陥ったこともありましたし、克服したと思っていたミスを何度もやらかすのでそのつど自己嫌悪に陥りますが、諦めずに環境調整の網を充実させていくほかありません。

　そして、こうして同じような失敗を繰り返すうちに、だんだん自分でも絶望や失望が「呆れ」に変わり、落胆の度合いは徐々に小さくなっていきました。

ステージ8 穏やかな諦め

　さらに日常復帰を深めていくなかで、ときには環境調整しなくて
も、やれなくなってしまったことがやれるようになっていることに
気づくシーンも出てきます。機能回復は本当に長時間をかけて穏や
かに進むものなので、それは本当にある日突然に「あれ!? やれる
ようになってる!」と気づくという感じ。しみじみとした感動を伴
う瞬間です。

　そんな瞬間を重ねる一方で、どんなに工夫を凝らして環境調整し
ても、それでもまだやれないことも残ってきます。そうした障害に
ついて「環境調整ができていれば致命的な失敗はしないし、さほど
大きな苦しさも感じない。工夫してたらそのうち"時間薬"でマシ
になるんじゃないの?」ぐらいに、**投げやりながらも、前向きに思
えるようになる**。つまり、残存障害に対する穏やかな諦めが、最後
のステージ8になります。

● ◇ ◆

　以上が、僕自身が今の「楽な自分」にたどり着くまでの、8つの
ステージです。もちろん残った障害や、やれないことは多岐にわた
りましたから、それぞれの不自由に対してステージ5〜7を繰り返
し、たまにステージ8の穏やかな諦めがあったりします。そんな
なかで、徐々に日常生活で困り果てることがなくなってきて、よう
やく「もう楽ちんです」と言える今に至ることができました。

2 早期復帰を支えた 5つのアドバンテージ

そのまま再現は困難

　ではここでひとつ考えていただきたいことがあります。この8つのステージは、あくまで僕自身のケース。けれどこれは、他の脳コワさん仲間にとっても同じように役立ち、僕のあとをトレースできるプロセスなのでしょうか。

　長々と自分のケースを書いておきながら、結論は「役立つケースはある」が、「そのまま再現するのはきわめて困難」なのではないかと思っています。

　なぜでしょうか？

　じつは闘病記発行後、多くの高次脳機能障害当事者を支援してきた援助職の方々と交流を持つようになってから、こんなことを言われることが何度もあったのです。

「鈴木さんの回復速度はすさまじく速いですね」

「そんなにも早く日常や社会に復帰できている当事者を見ることはほとんどありません」

え？　こんなに長いあいだ苦しんで、ようやく今にたどり着いたのに？　まだ残っている障害もあるのに？

　まだまだ日常に苦しさがたくさんあったころは、そんな言われ方をされると、「僕に残った高次脳機能障害がそもそも軽かったから」と言われたように感じて、「そんなことはない！」と反論したくなったこともありました。

　けれども援助職だけでなく多くの当事者の声も届くようになって

知った実態は、僕と同程度や、もっと軽度に感じる高次脳機能障害当事者が、4年やそこらでは日常復帰できず、失職したり家族関係に破綻をきたしたり、その苦しさがまだまだ緩和されていないケースが多々あるのだということ。

では、いまだ苦しさのなかにいる当事者仲間と僕には、どんな違いがあるのでしょう。比較して浮き彫りになるのは、僕には「5つのアドバンテージ」があった、ということでした。

他の当事者になくて僕にあった5つのアドバンテージとは、具体的にこんなものです。

❶ 障害の知識があり、差別意識がなかった。

まず僕には病前の仕事柄、さまざまな精神疾患や発達障害などについての基礎的な知識があり、そうした問題を抱えた社会的弱者の代弁をしたいと思って執筆活動をしてきたわけなので、障害という言葉に対しての抵抗や差別感情がありませんでした。よって、僕自身が高次脳機能障害になったと言われても、あまり抵抗もなくそれを受け容れることができたように思います。

それは「鈴木さん、レントゲン撮ったら骨折してましたよ」「やっぱ折れてましたか〜（涙）」という程度の感覚にすぎませんでした。

❷ 速やかな障害告知と説明を受けた。

現役の援助職の方々と交流すると、障害告知には本当に気をつかうとたびたび耳にします。「あなたには障害が残りました」と言うと、「俺は（うちの人は）障害者なんかじゃない！」と激怒される患者さんやご家族が少なくないからだと言います（90ページ参照）。

そんななか、前述したように僕が緊急入院した急性期病院では、入院数日の段階で脳外科の主治医からストレートな障害名告知があ

り、加えて ST さんは毎日のリハビリのなかで障害の細かい説明をしてくれたばかりか、『壊れた脳　生存する知』（山田規畝子、角川ソフィア文庫）や『日々コウジ中——高次脳機能障害の夫と暮らす日常コミック』（柴本礼、主婦の友社）など、当事者や家族の書いた本の推薦までもしてくれました。

　脳外科専門の病院だったからなのか、他の医療現場の話を聞くに、この告知や対応はきわめて異例のことのようです。こうした配慮によって僕は、受傷からきわめて早い段階で、高次脳機能障害についての知識を深めることができました。

❸ 環境調整に自力で挑むことができ、身近に当事者がいた。

　自身の困りごとを解決する工夫として、発達障害の環境調整メソッドを転用できるということは初期に気づいていましたが、はじめからすべて実践できたというわけではまったくありません。まずは何度か失敗に直面して、なぜできないのかを考え、どう対策すればいいのかということをあらゆる症状ごとに繰り返す必要がありました。

　ただしここで、僕の傍らにはつねに身近な脳コワさん当事者である妻がいて、自身の経験から僕の不自由を緩和する環境調整を一緒に考えたり、アドバイスをくれるというアドバンテージがありました。

　たとえば病後のことを思い出すと、僕が何か作業をする際に妻がつねに隣で「**ひとつずつ、落ち着いて、ひとつずつ。ひとつ終わってから次。ゆっくりね〜。ちゃんと呼吸して〜。終わったら休め！**」とかけてくれていた声が脳裏によみがえってきます（それはもう、ちょっと腹が立つほどしつこく！）。

　妻にも、いくつかの作業を同時並行で進めるとパニックになって

思考停止したり、急いだり焦るほどに作業の継続が難しくなる特性が強くあります。同じ状況になった僕に対し、子ども時代からその特性を抱えながら工夫して生き抜いてきた妻が、彼女なりの環境調整を教えてくれたわけです。

　長文を理解したいときは一行一行を定規で隠す、音読をする、忘れたくないことは繰り返し声に出す、頻繁なメモ癖をつける、心が混乱したら空を見て雲の動きを観察する、作業の合間にきちんと休憩時間を入れる。

　こうした習慣もすべて妻から教わったことです。

　また、自分自身と似た特性を抱えた妻と日常をともにすることには、妻を「僕自身の障害特性の鏡として見る」という利点もありました。妻が日々失敗することは僕の失敗することとかぶっていて、彼女を見ることで自分がどこでどのようにして失敗するのかを、あらためて客観視することもできたのです。

❹ 客観視と言語化ができた。

　僕の病前の仕事は人物取材の記者ですが、その内容は単に人の話を聞くだけでなく、他人を観察してその人の様子や周囲の状況を含めて読者に伝えやすい言葉にすることが含まれていました。そのため、自分の症状や苦しさを第三者的視点で客観視したり、他者が理解しやすいように言語化・比喩表現化することについても、取材対象に向けていたカメラを自分自身に向け直すだけで、やれてしまうことだったのです。

　この仕事についてから10年以上毎日のように訓練してきたことだったので、それが難しいことだと感じることはほとんどありませんでした。

❺ 自己開示ができた。

　取材記者とは要するに個人事業主で、働かなければ即無収入です。加えて脳梗塞で倒れた時点で僕は週刊誌の連載漫画の原作の仕事を抱えていて、一刻も早く仕事に復帰しなければ、僕だけでなく担当編集者や漫画家さんとその家族、アシスタントさんたちの仕事・収入も断たれる立場にありました。

　多くの取引先に対して障害の自己開示と援助希求をしていくまでには受傷から1年半以上が必要でしたが、少なくとも抱えていた連載仕事と先述の闘病記については、いちはやく「このように配慮してくれれば仕事が続けられる」と開示し、協力を得ることで仕事を継続できました。

　取引先も「中断するわけにはいかない仕事」という人質を僕にとられていたため、配慮せざるを得ないという側面もあったと思います。

　いずれにせよこの経験によって、仕事を継続するために必要となる要請事項の洗い出しがかなり早期からできていたのは、大きなアドバンテージだったように思います（ただしその後、最終的に取引先は3分の1程度まで減りましたが）。

　以上が僕にあった、5つのアドバンテージです。

　きわめて早期に障害受容ができ、傍らに支援者もいて、徹底的な環境調整と周囲への援助希求ができた。それによって実質的に僕は、**「脳の機能が回復」するよりもかなり早い段階で、「日常生活や仕事への復帰」**ができました。

　そう、僕は回復を待たずして、復帰した。

　同程度の当事者よりも機能の再獲得が異例に早いと指摘された理由が、ここにあるのではないでしょうか。なぜなら、この日常生活

や仕事に復帰することこそが、脳コワさん当事者にとっての最良の
リハビリ課題だと僕は確信しているからです。

3 病前の日常が最良のリハビリ課題だ

▶ リハ室優等生の僕が町を歩けなかった理由

前述してきたように、僕は入院中から高次脳機能障害に対して多くのリハビリ課題を提供してもらいました。しかし、評価課題のほとんどで非常に高い点数を獲得できたにもかかわらず、いざ退院して日常生活に戻ったら、もうあらゆるシーンでまるで使い物にならない。そんな絶望的な日々に突入せざるを得ませんでした。

僕は障害を見逃されたまま、退院してしまったわけです。

このことは、ひとつのシンプルな事実を示しています。それは、リハ室という「静かに環境が整えられた場で提供される課題」よりも、「何気ない当たり前の日常生活」のほうが、いっそう高次な脳機能を必要とするタスクだった、ということ。

これは考えれば至極当たり前のことでしょう。

脳コワさん＝脳が壊れた人間が失うのは、脳の情報処理です。病院のリハ室（特に評価課題を与えられることの多いST室）というきれいに情報を統制された静かな個室では難なく課題をこなせた、つまり障害の洗い出しができなかった僕でしたが、**病院を一歩出た外に広がる当たり前の日常生活は、膨大な情報や雑音、予測しない突発事態が入り乱れる「情報の乱気流」環境でした。そこで僕はあっけなく玉砕してしまったわけです。**

リハ室の優等生だった僕が、退院後に駅構内の雑踏を普通に歩くことすらできなくなり、パニックを起こしてしゃがみ込んだり、壁際に避難しなければなかった。それは純粋に、リハ室で提供された

課題（情報処理量と質）が僕にとって負荷が低く、逆に駅構内を歩くという課題に伴う負荷が高すぎたということだったのです。

▶ 情報を制限して「負荷を調整」する

では、そんな僕に必要なリハビリとは何だったのでしょうか？それはじつは、「駅構内を歩くこと」そのものです。ただしそのままでは脳が情報処理の破綻をきたしてしまうので、環境調整をするわけです。

たとえばつば付きの帽子で視野を制限することで脳に入力される情報そのものを半減させたり、サングラスや偏光グラスで「まぶしい光や色」という情報を減衰させたり、耳栓やヘッドフォンで耳から入る情報を制限したり、あらかじめ行き先と乗る電車の時刻や発車ホームを明確にメモして思考タスクを減らす等々……。

こうした工夫を重ねることで、「**なんとかゆっくりでも、駅構内を歩けるようにする**」——それはまさに、身体の麻痺に対して行われる「まったくできないことはないけどキツイ」程度のリハビリ課題を与えることと、同じなのではないかと思うのです。

一度損傷した脳神経細胞は不可逆で復活はしないが、刺激や負荷を与え続けることで残存する脳神経細胞が新たなネットワークをつくり、機能を再獲得する。逆にいえば、負荷をかけなければ機能回復は望めない。

その理屈は、身体でも高次な脳機能でも同様のはずです。ならばあの手この手を尽くして「できなくなった」ことに再挑戦することこそが、最良のリハビリなのは言うまでもないでしょう。

だとすれば、机の上を片付ける、料理をする、スケジュール通りに一日を過ごす、時間通りに準備して出かけて目的地にたどり着く、買い物をする……あらゆる「やれなくなった、かつての当たり

前」にさまざまな工夫で復帰するということが、リハビリになりうる。

退院後の通院リハで担当してくれた ST さんは、認知的なリハビリ課題で特段有効なものを提供してはくれませんでしたが、毎日感情が脱抑制傾向で些細なことで号泣する状態の続いていた僕に「日々号泣して、そのつど自分で抑制しようと試みることも、立派なリハビリ課題です」と言ってくれました。じつはそれこそが真理だったのだと、今になって強く思います。

また、中途障害型の当事者にとって、単に病院外というだけでなく、「以前経験していた／やれていた」日常生活や仕事こそが最上のリハビリ課題だというのも、当事者としての確信です。仮にこれを「病前日常リハ」と名付けましょう。ポイントは 2 点あります。

「病前日常リハ」のメリット❶ より小さな環境調整で戻れる

まず第 1 のポイントは、中途障害の当事者には「病前にやれていたこと」についての経験と記憶の蓄積があり、より小さな環境調整や周囲の配慮で、再び同じことができる可能性が高いことです。

僕自身、病前ずっと続けてきた「執筆」という仕事には、意外にすんなりと戻ることができました。書きたいことをリストアップし、読者に伝わりやすい構文やエピソードや比喩を考えて、プロットから文章を起こして、推敲して文字量を調整する。

執筆とはそれなりに複雑な仕事ですが、そうした作業の手順が過去の経験から身についていた僕は、取引先に指示の出し方を変えてもらったり、作業環境を調整したり、「論題ごとに執筆した原稿を合体させる」「書き上がってから文字量調整をする」といった比較的簡単な執筆スタイルの改変で、執筆業務に戻ることができました。

ところが一方で僕は、高次脳機能障害になって 3 年も経ってか

ら、自治会の「地域住民の集まりで配る茶菓子袋づくり」の作業で
パニックになり、茶の間の床いっぱいにお菓子を広げて妻や友人の
手助けを得ながら、半泣きでなんとかクリアするという経験をしま
した。

　**一冊の本を書ききれる人間が、茶菓子袋づくりに玉砕するなん
て、信じられないかもしれません。**けれど遂行機能障害のある僕に
とっては、執筆という非常に複雑だけど「手順の経験蓄積がある作
業」よりも、茶菓子袋づくりという比較的簡単な「未経験作業の組
み立て」のほうが、はるかにハードな課題だったわけです。
「楽になった」という今でも、まったく未経験の作業に不用意に取
り組むと、一気に２年ぐらい障害の重さが遡るような感じになり
ます。

　このエピソードが示唆するのは、未経験の課題は未経験ゆえに
「ちょうどよい負荷のリハビリ課題」にするための工夫や環境調整
が難しい。どこで失敗するのか、なぜ失敗するのかも、読みづら
い。一方で、かなり複雑な課題でも病前の経験が活かせるものには
挑戦しやすいということ。

　まずこれが、「病前日常リハこそが最上」だとする１つめのポイ
ントです。

　　「病前日常リハ」のメリット❷　スクリーニングが自分でできる

　２つめのポイントは、「当事者自身による障害のスクリーニング」
です。

　これも考えてみれば、当たり前のことです。逆行性健忘のような
強度の記憶障害が伴わなければ、中途障害の当事者には、病前に
「やれていたこと」「やれていた自分」の記憶があります。だからこ
そ、その記憶通りに病前やれていた日常や仕事に挑戦して、「あ

れ？　なんでか、やれない」とつまずく。

　この「あれ？」が、じつは立派な障害のスクリーニングなわけです。

　あらかじめ用意されたリハビリ課題との大きな違いは、「その課題は病前からクリアできなかったのか、病後の障害によってクリアできなくなったのか」が一目瞭然だという点。同時に、病前の当事者を知る家族や友人や仕事仲間などもまた、障害発見の主体になることができるというメリットもあります。

　じつは僕自身、記憶の障害が自分にあると気づいたのは、なんと発症から1年近く経ってからのことでした。というのも、発症から半年以上のあいだの僕には「嫌な経験があると、そのマイナスの記憶を四六時中思い出してしまい、コントロールできない」という思考の拘泥症状が強く、これはむしろ「記憶が強化されている」ように思える症状だったため、さして記憶の障害を疑わなかったのです。

　本格的に記憶の障害に気づいたのは、仕事への復帰を深めていくなかでスケジュールのダブルブッキングや待ち合わせ時間と場所の間違いによるすっぽかし事件などが多発したり、依頼されたことのディテールや、メールを送信したかについてサッパリ忘れるといった「以前にはほとんどなかったトラブル」が多発するようになってからでした。

　ほんの数日前の打ち合わせでノートにとった走り書きを見て、その話題を出した記憶がかけらもない。会ったことのない人物と会ったことになっている。僕自身が書いた記憶のない原稿が掲載された雑誌がポストに送られてくる……。

　自分の記憶障害の深刻さに気づいたときには本当に背筋がゾッとしましたし、強い将来不安を伴いました。しかしこれも、病前通り

の仕事にチャレンジするなかで起きてきた「病前には一切経験しなかった症状」だからこそ、明らかに障害によって起きてきているものだと自分自身でスクリーニングできたわけです。

▶ 「上手に話せてます」のトラウマ

　ここであらためて援助職のみなさんに考えていただきたいのは、この「当事者自身による障害スクリーニング」が、特に中途障害者にとってはどれほど重要なポイントかということです。

　あくまで中途障害の当事者にとって障害とは「以前の自分ができていたことができなくなる」ことであって、「一般的な人ができることができない」ではありません。たとえば一般的な成人が100ｍを15秒で走れるとしても、**もともと10秒で走れていた当事者が15秒でしか走れなくなってしまえば、それは本人にとって耐えがたい障害なのです。**

　なにしろ10秒で走れる世界で生きてきた彼らは、15秒でしか走れない人生を知らないので、どう工夫すれば15秒で生きていけるのかも知らない。結果、もともと15秒の世界で生きている人々よりも、低い能力しか発揮できないことが往々にしてあります。時速80kmで走れる動物は俊足に思えるかもしれませんが、本来時速100km以上で走れたチーターが80kmでしか走れなくなってしまえば、おそらく狩りができず餓死してしまうようなものです。

　そしてなにより5秒遅くなった理由となる障害が見過ごされてしまえば、有効な環境調整もなく「10秒で走れることを前提で生きてきた現場」に戻り、激しく玉砕し、自分を責め、ただただ苦しさだけが長引くことになるのです。

　こうした中途障害当事者の「病前から落ちた能力」について、当事者と病後に初対面する援助職が、お仕着せの評価課題のなかで鑑

別する。これがどれほど困難かは言うまでもありません。

　これは援助職のみなさんにとっては、ジレンマのある論題かもしれません。なぜなら、いろいろなことができなくなったことを不安に感じている当事者に対して「大丈夫ですよ、きちんとできてますよ」と声かけをして少しでも不安を軽減させてあげたいというのは、援助職の本能のようなものだから。

　けれど、「できてますよ」の言葉は、ときに当事者を大きく傷つけることを知ってください。 ちょっとグチを織りまぜますと、回復期病棟で担当してくれたSTさんに「話しづらさ」を切々と訴えても、「すごく上手にお話しできています」と毎回言われたことは、僕にとって本当にトラウマです。

　僕は取材記者で話すこと聞くことのプロだったわけで、僕の「上手に話せている」は、病後の僕しか知らないあなたには計れないのです。それは、苦しいと言っていることを完全否定・無視されたのと同じことでした。まだ胸が痛むぜ……。

環境調整なしに脳は回復しない

　ここで重ねて苦言を呈すなら、「代償手段（杖などの装具）に頼りすぎると身体の機能回復を遅らせてしまうのと同じように、高次脳機能障害も代償手段（環境調整）をとると認知機能の回復が遅れてしまう」――こんなふうに考えているリハ職がいることを、病後に現職のリハ職さんと交流を持つなかで聞きました。

　ちょっと信じられないような勘違いです。 たしかに装具に頼って歩くことで、麻痺の回復が遅れたり本来使うべき筋肉が衰えてしまうことはあるでしょう。けれど高次脳機能障害は、考えうるあらゆる代償手段を駆使して、「玉砕させずに日常に復帰する」ことが、何よりのリハビリです。

もし読者さんのお近くにもそんな考えの援助職がいるならば、その考えこそが当事者の回復を奪い取る最悪の最悪手であることを、なんとか伝えていただきたく思います。

　……グチはさておき、あくまで「以前やれていたことに挑戦してやれなくなっていることに気づく」、つまり病前の能力との比較ができてこそ、その背後にある障害の洗い出しができるわけです。

　以上が、病前にこなしていた当たり前の日常や仕事こそが最良のリハビリ課題だとする理由です。

4 「二次障害としてのうつ」という最悪シナリオ

「孤立▶うつ▶投薬」という負のスパイラル

では一方で、闘病記への反応をきっかけに知ることになった、僕よりも長く苦しみ続けている当事者仲間には、どんなケースが多かったのでしょう。

苦しみを長引かせている高次脳機能障害の当事者は、次のような状況のなかで暮らしています。

- 自身の障害についての自己理解がなく、環境調整の知識もない。
- 援助職からも障害のスクリーニングをしてもらえず、環境調整の指導もない。
- 家族や職場も、障害とその配慮について知識がない。
- なんの環境調整も配慮もないなかで、家庭や職場に戻り、失敗を重ねてしまっている。

このようなことから失職してしまったり、家族関係で破綻をきたして離反・孤立してしまっているケースが多いように感じました。典型的なケースは、苦しさから精神科を受診し、うつと診断されて対症療法的に投薬治療を受けているというもの。

これはもう、看過できない残酷な状況です。

彼らは「負荷の調整をしたうえで病前通りの日常や仕事に挑戦する」という最良のリハビリ課題を失い、必然的に機能の回復も遅れ

てしまっています。そして経済的問題や、周囲からの孤立や大きな将来不安という、障害による不自由とは別の大きな苦しさの只中にあります。さらに最悪のシナリオとして、「二次障害としてのうつ病発症」と、その長期化のスパイラルにハマってしまっている当事者も少なからずいました。

最大の原因は「苦しいと言わせてもらえないこと」

繰り返しますが、これは絶対に看過できない残酷さです。

僕自身、過去の取材記者の仕事のなかで多くのうつの当事者と接してきました。そこで思う、うつの発症条件とは、「苦しいと言わせてもらえない」「苦しいと言っても理解してもらえない」「苦しいと言ってはならないと思っている」「苦しいのは自分のせいだと思っている」です。SOSを寄せてきた読者の共通点はこうです。

- 自身の不自由について気づいていなかったり、気づいても受け入れずに目をそらそうとする。
- 自分の苦しさを周囲に説明できなくて、苦しいと言っても理解してもらえない。
- 周囲の理解や協力が得られないなかで失敗経験を重ねる。
- その結果、自信と周囲の信頼を失い、孤立していく。
- なんでも病気のせいにするな、いつまでも病人のつもりでいるなと責められて、苦しいというその言葉すら、封じ込められてしまう。
- 苦しいのは自分が弱いせいだと思ってしまう。
- そして社会復帰が見えない不安のなかで生き続けることになる。

これでは二次障害としてのうつが発症しないほうがおかしいと思うのです。

4年でようやく楽になったと言っている僕と、いっそう苦しみを深めていく当事者。その対比の残酷さを想像すると、ちょっと平常心ではいられなくなります。

うつは心の複雑骨折

けれど、果たしてこれは、高次脳機能障害の当事者に限定した話でしょうか。

二次障害でうつを発症する高次脳機能障害当事者の姿は、未診断だったり自身の障害特性を理解できていない発達障害当事者が、就学や就労を機に「障害特性の爆発」に直面し、うつや適応障害のスパイラルにハマっていく過程に酷似しています。

過去にトラウマ経験を持ちながら適切なケアに出会えてこなかった当事者が、過酷な就労条件のなかで適応障害やパニック障害を発症し、それを「自分の弱さ」と思い込んでうつ病に進行していく。そんな姿もオーバーラップして見えます。

これは脳の「小さな失調」を抱えるあらゆる当事者が、それを起点に社会から排除され、取り残され孤立していく、共通したストーリーです。

「うつは心の風邪」という言説が一時期ありましたが、当事者に接して実感するのは、うつは「心の複雑骨折・開放骨折（しかも難治性）」だということ。それは命にかかわるものであり、耐えがたい苦痛を伴う残酷な病だということです。

「うつ病の多くは何らかの障害の二次障害である」というのは、あくまで病前の仕事を土台にした僕の持論にすぎませんが、あながちハズレでもないでしょう。

　僕が「楽になった」に至るまでの8段階のステップや、その背景にあった5つのアドバンテージは、多くの当事者にとってそのまま再現可能なものではないかもしれません。しかし、残酷すぎる現実を前に、単に「鈴木だからやれた」で終わらせるわけにはいかないと思います。

　たしかにこんなこと、「当事者ひとりでは」絶対に無理でしょう。けれども、適切な援助を与えてくれる人々が支えになってくれればどうでしょうか？　僕は、それは決して不可能なことではないのだと思うのです。

　ここからは、さまざまな支援の現場で働く援助職のみなさんに、僕ら脳コワさんを支えるにあたってのコツや、お願いしたいこと、どうすれば僕という「回復プロセスのサンプル」を再現できるのかについて、具体的な各論を一緒に考えていきたいと思います。

第 **3** 章

「4つの壁」に
援助職ができること

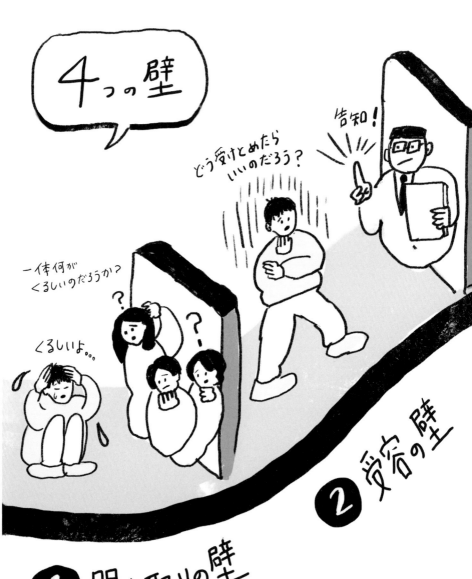

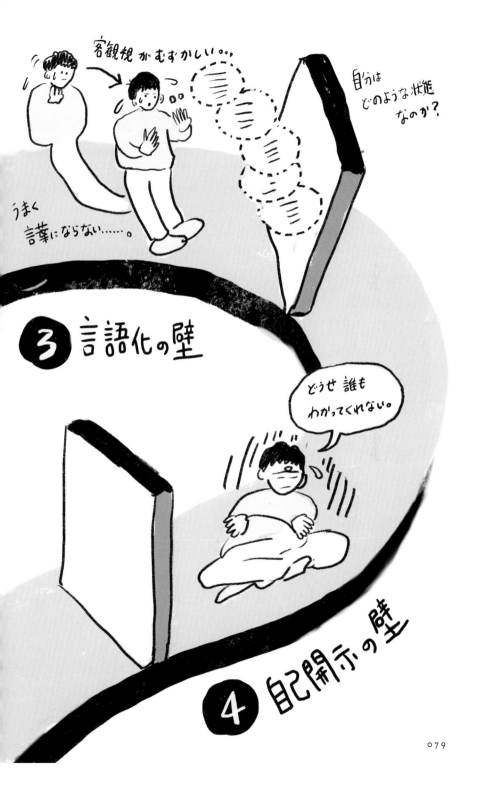

あらためて強調したいと思いますが、僕は他の当事者が真似でき
ないような「奇跡のスーパー当事者」なんかではないし、そんなふ
うにありたくないと強く願っています。僕の得た機能回復は、多く
の人々の理解や協力があって成し遂げられたものです。同様に、援
助者や周囲の方々の適切な支えさえあれば、僕のケースを踏み台に
多くの当事者が「楽になる」を実現することができると考えていま
す。

　まずは「プロローグ」で列挙した、脳コワさん支援の４つの壁
を思い出してください。

1 聞き取りの壁

援助職側が、当事者の訴えを聞き取ることの難しさ。その不自由が
どんな障害から発生しているか正しく判断することの困難。

2 受容の壁

当事者自身が、自分の不自由がどんな障害から起きているものなの
かを認識・理解することの難しさ。

3 言語化の壁

当事者がその不自由や苦しさを正しく言語化し、援助職に訴えるこ
との難しさ。

4 自己開示の壁

家族や職場など、医療以外の日常生活で接する人々へ、関係性を保
ちつつ配慮をお願いすることの難しさ。

　前章では僕にあった５つのアドバンテージに触れましたが、そ
のアドバンテージがあったからこそ、僕はこの４つの壁をクリア
することができたわけです。

　ここからは具体的に当事者をどう支えてほしいのか、どう支えら

れるのか、それぞれの壁の打開策を、読者のみなさんと一緒に考え
ていきたいと思います。

1 聞き取りの壁
「苦しい」の声を受け止めてもらえない

「伝えられないから分からない」のだけれど……

　初っ端から大きな壁です。いうまでもなくその理由は、脳コワさんの障害が、目で見て分からないものだから。

　僕自身も、病前に多くの脳コワさん当事者に接していながら「ここまでつらいとは思っていなかった」と大反省しましたが、病後に高次脳機能障害の当事者さんとお会いしても、やっぱり第一印象では「この人に障害があるの?」と思った方も多くいました。実際お話ししてみれば「おお、友よ!」となり、第一印象を申し訳なく思うことになるのです。

　当事者同士ですらそうなのですから、つくづく思うのはこんな分かりづらい障害を、当事者側から説明せずに分かってもらうのは「援助職にとっても」どれほど難しいことだろうということ。

　となれば課題は明確。いかにして当事者の「苦しいです」「不自由です」の声を聞き出すか、です。しかしここで大問題があります。**じつは当事者にとって、自分の苦しさを伝えられる援助者とそうでない援助者がいるのです。**

　たとえば僕自身が病後に本当に自分の苦しさをフルに開示することができた援助職は、たったふたりでした。それは急性期病棟と退院後の通院リハで担当となった、ふたりの女性STさんです。僕が自己開示できたこのおふたりには、明確な共通点がありました。では、それはどんなものでしょうか。

僕のパーソナリティを尊重してくれた人

まず急性期の ST さんは、44・60 ページで触れた、発症直後に障害の説明や参考書籍の推薦をしてくれた方です。おつきあいした時間は短かったものの、彼女は初回の問診でまず病前の僕の仕事や生活についてみっちり傾聴してくれたうえで、病前の僕が書いた著書を読ませてほしいと言ってくれました。そして即日でその著書を読んで、僕自身に障害に対する基礎知識があって抵抗感も少ないと判断して、障害説明に及んでくれたのでした。

僕が言葉にリズムや抑揚を上手につけられないと訴えたことに対しては、学術書の「プロソディ障害」についての章をコピーしてくださいました。

この ST さんは、まさに 48 ページに書いたような「僕の中に残った熟成唐揚げ肉」を推察してくれたのです。そして、病前の僕ならそうした知識や資料を理解する能力があり、その能力＝唐揚げ肉が病後の僕にも残っているだろうと判断し、その理解力を尊重してくれた……。

見舞いに来た友人が「鈴木大介は終わった」と評したまさにその時期、こうして僕の中身を知ろうとしてくれたことが、どれほどありがたかったことか。

必殺の眉毛の人

もうひとりは、通院リハを担当したベテラン女性 ST さん（66ページの方です）。彼女もやはり病前の僕の著書を読んでくださいましたが、それ以前になんと彼女は「眉毛の角度」だけで僕に全面開示させてしまいました。

彼女は僕の「話しづらくて苦しい」という訴えを、眉を寄せてもう本当に泣きそうな顔で、傾聴してくれたのです。

その顔には、「私も苦しいから、鈴木さん、一緒に楽になるためにはどうするかをなんとか考えましょう」と書いてあるような気がしました。特効薬的な解決策を提示できないことが、僕自身と同じように苦しい。けれどなんとかして力になってあげたい。眉毛からはそんなメッセージが感じられ、それを見るたびに僕自身毎度、涙が落ちそうな思いでした（実際泣きました）。

限られた通院リハのあいだ、問診のたびにいろいろなリハビリ課題の提案をしてくれ、その課題のほとんどは僕の回復にあまり寄与するものではありませんでしたが、一緒にどうすればいいのか悩んでくれる姿勢が何よりもありがたかった。彼女からいただいた「**あふれる感情のままに涙し、それを抑制することも、新たな脳神経細胞のネットワークをつくるための立派なリハビリ行為**」「**それは人の脳が持つ感動的な自己再生機能**」という言葉は、退院後の絶望的不自由のなかにあった僕を支え続けてくれました。

▶ 衝撃の「鈴木さん上手にお話しできてますよ」宣言

逆に、僕が自分の苦しさを完全に閉ざしてしまったのは、70ページでも触れた回復期担当のSTさんに対してです。まだお若くて明るい女性STでしたが、彼女は僕の苦しさの根幹である「上手に話せない」について、「鈴木さん『話せない』って、とっても上手に話せてるじゃないですか」と前向きに突っぱねてしまったのです。すごくキラキラした笑顔で「大丈夫ですよ〜、すごくお上手に話せてますよ〜」と。

病前の僕の著書についても「病院のコンプライアンス上、物はもらえない」と受け取ってもらうことすらできませんでしたし、表情や視線のコントロールができないことに苦しんだ僕なりの環境調整としてつばの付いた帽子とマスクをしてリハ室に赴いたところ、

「変人のようなので」とやめさせられてしまったというエピソードもあります。

反面このSTさんは、僕の退院後の生活におけるリアルな不安として、今まで発達障害特性の強い妻に代わって一切を担ってきた「家事負担」があると聞き取ってくれ、「積極的に物＝家具や家電に頼ってタスクを軽減する」とか「奥さんに家事を頼み、その仕上がりに一切の文句を言わないことから始める」といった抜本的な環境調整のアドバイスをくれました。そんな恩人でもあるのですが、「上手に話せていますよ」の一言は、やはり僕の苦しいの声を完全に封じ込めてしまいました。

苦しいと言えた援助者の共通点

こうして振り返ると、僕がストレートに援助希求をすることができた援助職には、4つの共通点があったようです。

第1は「**全肯定のスタンス**」です。当事者が「苦しい」「何かおかしい」と言ったことに対する「全面的で無条件の肯定」は、本当にどんな薬よりも僕を楽にしてくれるものでした。

第2は「**待ちのスタンス**」です。遮らずに聞く、問いつめない、こちらの言葉を自分の言葉で言い換えず、こちらの言葉が出てくるまで待つ、というゆっくりと静かで穏やかなコミュニケーションスタイルは、いわば援助職の基本中の基本でしょう。

第3は「**当事者の尊重**」です。病前の僕のことをきちんと聞き取ろうとしてくれ、表層の僕ではなく、病後の僕の中に残っている根幹のパーソナリティに対して語りかけてくれたことです。ただしこれは、第1と第2を「基本」とするなら、少々上級に思います。

そして、「小さな当事者性」を感じられる人

　では最後の４つめの共通点とは何でしょうか。少々抽象的ではありますが、一言でいえばそれは「**ちょっぴり当事者性を感じられる人**」です。

　たとえば回復期病棟で数回だけ担当してくれた若い男性OTは、少々シャイな感じで、僕に話すときも目をそらしがちな人でした。視線のコントロールができない僕と、目を合わせようとしないOTさんの対峙。

　病前の僕なら「ちょっと頼りない感じの人だな」と思ったかもしれません。けれど、言葉も少々どもりがちな彼に「リハ室を見て、やってみたいことはありませんか」と問われて、僕は退院後の仕事でキーボードのタイピング速度や文字の打ち間違いに不安があることなどをすんなり開示することができました。

　また援助職ではありませんが、入院中にベッドを訪れて服用している薬の説明をしてくれた院内薬剤師さん。彼は人と話すのが極端に苦手なようで、真っ赤になって何度も詰まりながら同じ言葉を繰り返しながら一生懸命に薬剤の説明をしてくれ、感情失禁のあった僕は彼を見て目頭が熱くなりました。機会があれば、きっと彼にも、僕の苦しさや不安をストレートに開示できたのではないかと思います。

　僕は彼らのなかに、なんとなく自分に近い不自由を抱えているのではないかという当事者性をうっすら感じ、「この人ならなんとなく分かってくれそう」と判断したのだと思います。

　ちなみに退院後もちょっと視線が泳ぎがちな人、話すのが苦手そうな人、全体的にコミュニケーションに何らかの不自由さを感じていそうな人に僕は安心感を抱きましたが、**じつは出版界の編集者というのはそうした傾向のある方が多く**（乱暴にいえば高機能な発達障害

特性持ちの集団）、そのことは僕が仕事に戻りやすかったひとつの要因になってくれたかもしれません。

▶ 苦しさを否定する人には頼れない

では一方で、僕が上手に援助希求できなかった援助職には、どんな共通点があったのでしょうか。もちろん、上記の「頼れた相手の4つの共通点」と反対の特徴を持つような人に頼れなかったのは言うまでもありません。

けれども、「苦しいといった訴えを否定されてしまう」ことについては、もう少々複雑でした。というのも、話しづらいという訴えに「話せてますよ」と返すようなストレートな苦しさの否定以外にも、さまざまな言葉に僕は自身の苦しさを否定されたように感じたからです。

たとえば、こんな言葉。

「いやーお元気そうでよかった、本当に」
「身体の麻痺が軽くて、本当にラッキーでしたね」
「その程度でよかった」
「大丈夫、同じようなミスは私もすることがありますよ」
「そのぐらいの失敗なら、みんなしたことありますよ」
「年をとったらみんな同じようになるって」
「いつかは、いい思い出になりますよ」

これらは間違いなく相手が僕を思ってくれてのことであろう声かけでしょう。それは分かるのですが、こうした励ましの言葉は僕が心を閉ざすきっかけになってしまいました。リハ職からも、課題の成績がよい僕に「みなさん、なかなかこうはいかないんです」など

と言われるとものすごく傷つき、苦しい思いをしました。

　なぜならこのような言葉は、僕にとって「そう言われたところで
まず何も楽にならない」し、「あなたの怪我は怪我ではない」と全
否定をされたように感じたからです。そして、今抱えているこの苦
しさを、「ないもの」にされたように感じたからです。

　しつこくなりますが、脳コワさんの障害は目に見て分かるもので
はないけれど、そこには物理的外傷と同等か、それ以上の苦しさが
伴います。

　考えてみてください。**大怪我をして今まさに大流血していて、あ
まりの痛みに「死んだほうが楽かもしれない」ともがいている人間
に、「みんなも一緒ですよ」「いい思い出になりますよ」などと言う
人がいるでしょうか?**

　一度でもそんな言葉を発した人間に、そのあと頼ったり自分の苦
しさを伝えようと思う当事者がいるでしょうか?

　これも正直、僕自身が当事者にならなければ分からなかったこと
ですが、やはり病後に接した多くの脳コワさん仲間から「そうだよ
ね!」の共感が多いポイントです。

▶ 体育会モードや中高年男性は苦手……

　脳コワさん同士でこうした「頼れたタイプ、頼れないタイプ」の
話をすると、そこには「相性問題」という曖昧で複雑な要素も大き
く作用していると感じます。

　たとえば先にあげたような「ちょっと当事者性のある援助職」
は、人によっては頼りないと思われることがある様子。

　また、病前から「高圧的・威圧的な雰囲気のある中高年男性」が
嫌いなタイプだった僕にとって、声の張りがある中高年男性の援助
職はとても援助希求どころではない相手だったのですが、脳コワさ

ん仲間には「立派で頼れる感じなので苦しさの自己開示をしやすい」と言う方もいるようで、ちょっと驚きました。

　接する当事者によって性別や外見や声色などまで変えるわけにはいきませんから、「ある当事者にとっては苦手なパーソナリティが、別の当事者には信頼感につながる」という事実は援助職のみなさんにとっての救いかもしれません。

　ただし、大前提として「肯定、傾聴、尊重」といった基本は外さないでいただきたいと願います。

2 受容の壁
「何が不自由か」が分からない

▶ 「精神障害」というハードル

さて、これで援助職の準備は万端！ けれども、当事者が「苦しいです」の声を出すには、今度は当事者の側で、乗り越えねばならない壁がもうひとつあります。それが受容の壁です。

ちなみに前述したように、僕自身は病前の職業経験もあって「障害者」という言葉や「自身が障害者になる」ということに対する受容の壁はほぼ存在しなかったと言ってよいと思います。

けれど、特に突然の中途障害である高次脳機能障害の支援現場では、たとえ病識があったとしても、自身に障害が残ったことを頑なに認めようとしない当事者や、告知した途端に「障害者になんかなってない！」と激怒してしまう当事者やご家族が少なからずいて、「どう伝えるか、いつ伝えるか」が大きな課題になっていると方々の援助職さんから聞き及びます。

僕にとって5つのアドバンテージのひとつだった「速やかな障害告知と説明」（59ページ）は、あくまで当事者を選んで行われるもの。自身に障害があることを認めなければ、環境調整なんかやりようがありません。

この壁に、いったいどう立ち向かえばよいのでしょうか。

▶ 受容とは、自分の苦手を知ること

ここで再び大きく力になれるのが援助職です。「障害者差別のある当事者が障害を抱えたときに告知する言葉なんかあるのか？ 人

権教育から始めるしかないのか」と思考硬直していた僕にとって目から鱗だったのが、以前対談のお仕事でご一緒した鈴木匡子先生（東北大学大学院医学系研究科教授）のこんな言葉でした。

「当事者に対して『障害』という言葉をあえて使う必要はまったくない。当事者にとって必要な受容は、障害者になったことではなく、自らのなかにどんな不自由や苦手なことができてしまったのかを知ること」

　高次脳機能障害の臨床に長く携わってきた医師である鈴木先生だからこその言葉です。そのプロセスとして、安全性が確保された場所でいろいろな経験をし、こんな場面で不自由だ、こんな点が苦手だということを、「なんとなく苦手」ではなく「具体性をもって苦手」と体得する必要があると言います。

　当事者に対して障害という言葉を使う必要性は、障害者手帳の取得が求められるときまで発生しないとも。これは至言だと思いました。

安全な場で「不自由の具体性」を知る

　ここから少し高次脳機能障害に絞った話になりますが、「安全が確保された環境」の最たるものとは、入院病棟のリハ室です。

　そこはまず外界と違って、不要な騒音などの当事者を混乱させ思考を妨げるよう刺激がないという意味で安全。さらにそこで与えられた課題に失敗しても、経済的損失や他者からの信頼喪失や人間関係のトラブルといった問題が発生しないという意味でも安全です。

　そんな空間で「小さな失敗の経験を重ねること」とは、リハ室で行われる認知記憶や判断力の評価課題でつまずきを経験する、とい

うことでしょう。

　なるほど、特に障害という言葉で告知をされなくても、当事者は課題に取り組むことで、「あれ？　病気の前ならこんなことでミスをするはずがないのに」「これは簡単な課題のはずなのに、なぜか頭が混乱する」「言葉にはならないけど、なんだか変だ」と、具体的な気づきを得ていきます。

　その「あれ？」は、外科的な怪我に置き換えてみれば、「痛たたた！」に当たるかもしれません。じっとしているぶんには気づかない怪我だけど、動かしてみたら痛みがある。これはどうやら怪我をしているようだ、という受容のプロセスです。

　課題で小さな失敗、思いがけないミスなどをすることで、少しずつ「自分には何か不自由になっていることがあるようだ」と知ること。そして「先生、ちょっと変です。病気の前はこんなことでミスをしなかったはずなんです。どうしたらいいですか？」となれば、もう立派な援助希求でしょう。

　そう、べつに「障害」という言葉を使った告知がなくても、当事者は自分の不自由に気づけるし、その先にも進めるはずというわけです。

　けれど当事者として思うのは、これではちょっと100点には届かないんじゃないのかな、ということです。以下、そのことについてご説明します。

▶ 作業療法室に期待すること

　繰り返しになりますが、僕はリハ室の優等生でした。抱えた高次脳機能障害の重さは、静かに環境の整えられたリハ室でお決まりの神経心理学的課題に挑戦しても、不自由が強く出るほどのものではありませんでした。むしろ僕はテストと聞いただけで全力でトライ

して高得点を取らねばと思うタイプなので、余計に不自由の発見に至りませんでした。

そして意気揚々と退院したのちに、障害の爆発と絶望のどん底に落ちたわけです。

そんな僕にとって病棟にいるうちに必要だったのは、まず僕が病前の日常で何をしていたのか、どんな仕事の内容だったのか、得意としていたことや苦手だったことを丁寧に聞き取ってもらうこと。そのうえで病前にやれていたことに**「疑似的に再挑戦する」**という課題の提供だったと思います。

ここで思い浮かぶのは、リハ室のなかでも「作業療法室」です。

▶ 病前の日常に擬似的に再挑戦する

病後、僕が目にした作業療法室には必ず「日常生活を模した空間」がありました。キッチンがあり、畳の部屋や座卓があったり、パソコンがあったりしました。けれど、残念ながらその設備がきちんと活用されているようには、僕には思えませんでした。

利用者がキッチンを使う姿はほとんど目にしませんでしたし、パソコンも僕の場合はほとんど「左手麻痺の評価やリハビリ」にしか使用しなかったのです。

けれどたとえば病前の聞き取りの結果、料理が得意だった当事者には、積極的にキッチンで作業をさせてみるべきです。僕のように書き物が仕事の人間には執筆の課題を、事務職だった人にはエクセル書類の作成を、営業職だった人には資料作成とプレゼンを、販売員だった人にはレジ操作や商品管理を……。

もちろん作業療法室の限られた設備ではすべてはできませんが、以前ならやれた作業に近いことをするなかで、何か病前と変わって不自由に感じることがあれば、それこそが当事者自身による障害の

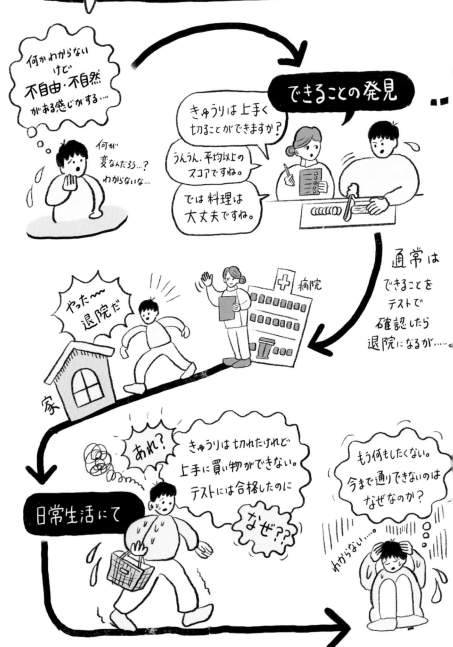

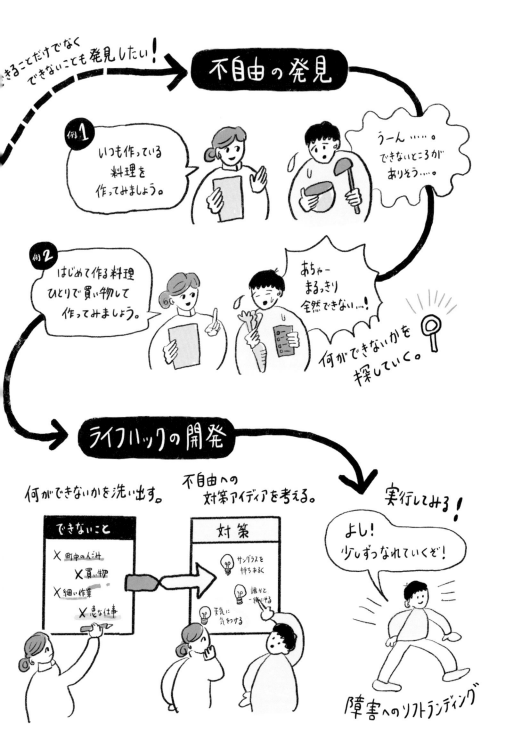

スクリーニングと理解・受容の第一歩。前章で「病前の日常が最良のリハビリ課題」と書いたことと同じですが、大事なのはそれをリハ職の管理下で疑似体験することだと思うのです（94ページ参照）。

　もちろん障害認識や受容がない当事者は当惑するかもしれませんが、ここでリハ職は、その不自由感の聞き取りからそのつまずきの原因になっている障害を推定し、

「もしかしたら他にも○○のようなシーンで同じような失敗をしてしまうかもしれません」

「失敗をしないためにはこんな工夫があるので、試してみましょう」

　といったアプローチをすることができます。

「あなたは精神障害者になりました」では拒絶してしまう当事者も、こうした声かけなら緩やかに自分の不自由に気づくことができるのではないかと思います。

▶ あえて安全性を下げる試みも

　さらにたとえば「料理という課題」をある程度スムーズにこなせてしまったら、少しずつ負荷を高めることも重要です。

　横から話しかける。リハ室を一歩出て、病院のラウンジや談話室など情報が過多な空間で同じことをやってみる。ふたつの料理を同時並行でつくってみる。つくっている途中で、同じ素材で違う調理方法のメニューに変更してみる。時間制限を加えてみたり、まったく未経験の料理や、創作性の高いものに挑戦させてみる等々。

　これらはすべて、リハ室の優等生だった僕が、「こんなふうにやられたら完全にアウトだった。課題を遂行できなかった！」と思う負荷の追加です。

「安全性の確保された場所」であるリハ室で、あえてその安全のレ

ベルを下げ、**負荷を高めてみるわけです**。言い換えればそれは、より現実の日常生活に近い「危険度」に課題を近づける挑戦。そうすることで、安全なリハ室ではスクリーニングできない障害も可視化され、本人の自己理解や環境調整の指導にも着地できるのだと思います。

▶ 「玉砕」には命の危険もある

僕も最終的には、この「安全性を確保したうえで課題に挑戦」（環境調整して病前の生活を送る）のポジションに落ち着くことができましたが、そのプロセスはまったくの逆です。

ぬか喜びのままで退院した僕にとって、戻った日常生活や執筆仕事は、まったく安全性の確保されていない環境でのハードすぎる課題。まだ何に失敗するか自身で分かっていないまま、あちこちで玉砕（大きな失敗）をしてしまいました。

妻の協力や、病前から持っていた障害への知見があったため、なんとか玉砕しないための環境調整を構築することで、本当に青息吐息で「僕なりの安全性を確保する」ところまでたどり着くことができましたが、かなり危険なプロセスを踏んだと思っています。

なぜなら玉砕にはそれなりに巨大な絶望と苦痛が伴い、妻をはじめとする周囲の人々の支えがなければ、みずから命を断っていたかもしれないから。

僕だってせめて入院中の段階で、退院後の日常生活で起きるであろう玉砕に対しての「予習・対策」をしてほしかった。せめてリハの専門職には、退院する僕に次のような言葉ぐらいはかけてほしかった。

「鈴木さん、退院したらいきなりスーパーマーケットに行かないで

くださいね。できればサングラスや耳栓を準備して、頼れるご家族と一緒に行ってみてください」

　もしその言葉があれば、退院後のあの玉砕経験の苦しさは、どんなに緩和されただろうと思うのです。

▶▶「不自由探し支援」は他の脳コワさんにも必要

　障害受容ということについて、ここまで少々高次脳機能障害に偏った事例を出したかもしれませんが、じつはこの「小さな失敗経験から不自由のスクリーニングをして、玉砕を未然に回避する助言につなげる」という支援メソッドは、すでに行われているものと思います。

　たとえば非定型発達の子どもを、一般学級という「過負荷」の状態から特別支援という「安全性の確保された場」に移すこと。それはまさに、小さな挑戦＝「スモールステップ」のなかで、不自由さの自己理解、環境調整の習慣づけ、達成感の構築などを実現させるために拓かれてきたメソッドでしょう。

　そのメソッドは僕たち脳コワさん全般に転用可能なはずですが、たとえばうつ病で精神科を受診している当事者から多く耳にするのは、「うつ発症後にできなくなってしまったことの傾聴をしてもらえない」「当たり前にやれたはずのことが何もかもできなくなって、どうすればいいのか分からない」という切実な訴えです。

　たしかに聞き及ぶ限り、精神科医療の現場で「うつ当事者の傾向として少し暗算が苦手になっているかもしれません。計算機を持って歩きましょう」とか「病前通りに話すのが難しいときはメールや文書で相手に意思を伝えてみたり、ひとりの相手と静かな場所で話す工夫をしたら楽になれるかもしれません」といったアドバイスを

してくれた——なんて話はほとんど聞いたことがありません。

　耳にするのは、うつの当事者が気合と根性を振り絞って再就労した結果、やれないことまみれでうつ再発＆再失職してしまうというお定まりのエピソードばかり。

　こんな当事者の地獄を回避するために必要なのは、病名や障害名の告知ではなく、当事者が「**自分にとって何が不自由で何が苦手になっているのか**」を知ることを支えること。

　そして中途障害の当事者にありがちな「以前は当たり前にやれていたこと＝今は全然スモールでないステップ」に挑んで玉砕することの衝撃を緩和・減衰すること。

　なにより重要なのは、援助者と当事者がそれぞれ個別にではなく、一緒に協力しあってお困りごとをスクリーニングし、不自由や苦しさの緩和策を考えていくことでしょう。

　脳コワさんが苦手になることに一定の共通性がある以上、当事者に接するあらゆる援助者が「受容支援」の主体になれる可能性があり、またそうなってほしいと願います。

唐揚げの肉を信じること

病前の仕事柄、障害という言葉に差別感情はなかったはずの僕ですが、いざ高次脳機能障害の当事者になって、それが「精神障害に含まれる」、つまり僕が精神障害の当事者になったということには、当初腑に落ちない感じを受けました。高次脳機能障害当事者と言われれば「そうだな」なのですが、精神障害当事者と言われると「？」となるのです。どうして

だろう。よくよく考えてたどり着いた結論に、ちょっと真っ青になりました。

僕の感じた違和感の正体とは、48ページに「熟成唐揚げ肉」でたとえたように、脳梗塞直後の急性期であっても、僕の中には病前通りの思考をする病前通りの自分が存在していたことだったのです。懺悔（ざんげ）すればつまり、病前の僕は、精神障害とはこの唐揚げ肉が別物に変わっ

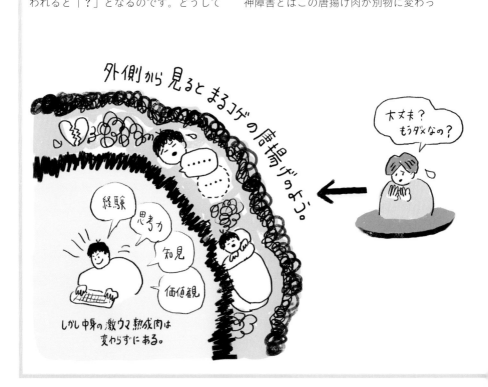

てしまったり、なくなってしまうこと、その人が以前とは違う「異常性格」とか「人格破綻」をきたしてしまうというように認識していたのでした。

自身がその精神障害の当事者となってみて、深い反省とともに、その認識が誤りだったことを痛感しています。

もちろん、脳の情報処理速度は遅いし、混乱しがちだし、病前通りのパフォーマンスを発揮するには対策が必要だけど、べつに「僕の中から僕がいなくなったわけではない」。たしかに話し方や表情といった、他者から見た「唐揚げの衣」＝表層上のパーソナリティは変わってしまっただろうし、情緒のコントロールがきわめて困難で本当に些細なことで気持ちが大きく乱れてしまいがちだ。けれど僕の中に残った過去通りの僕は、社会のなかでどんな振る舞いが許されていないかを理解しています。

だからこそ、その枠組みに自分の行動を抑えようと"全脳力"で必死にコントロールを試みるのです。そして、コントロールしきれずに異常と分類されるような言動をしてしまったら、根幹のパーソナリティでそれを恥じたり、悔やんだり、自己嫌悪に落ち込むのです。

病後、この唐揚げの衣づけの難しさ、つまり「根幹の自分は残っているが表層

のパーソナリティを制御するのに苦しんでいる」という症状については、僕同様の中途障害型脳コワさん仲間から強く共感されましたし、先天性である発達障害の当事者からも「そもそも生まれつき思い通りの衣をつけられなかったり、自分の衣がどんな色か分からないで、一生誤解され続けるのが発達障害かもしれません」という声がありました。

けれど一方、中途障害型脳コワさんのご家族に同じことを話すと「いや、うちの人は確実に別人になった。元の人格はいなくなってしまった」と返されることもあります。

たしかに、病態や脳の損傷スケールによっては、中身の肉がごっそり変わってしまうことがあるでしょう。けれど僕の知る限り、僕同様に「中身の肉はそのまま」にもかかわらず、異様な衣をまとうことしかできず、そのことに苦しんでいる当事者は相当数います。肉そのものがちょっと変わったことを、「残った肉」の部分で理解できてしまう当事者もいます。

むしろ僕たち精神障害の当事者にとっては、周囲に「別人になった扱い」「異常扱い」されることこそが、苦しみの根幹なのかもしれません。

3

言語化の壁
「言葉にする」の途方もない困難

　援助職は聞き取りの準備ができた。その援助職の支えがあって、当事者も自分にはどうにも不自由なことがあることに気づき始めた。けれどそこにはもうひとつ巨大な壁が立ちふさがります。それは当事者が感じた違和感や不自由や苦しさを、実際に言葉にして援助職や周囲に伝えていく「言語化の壁」です。

　当事者自身が他者に援助希求するまでのプロセスは、単純化すると次のようになると思います。

1 自己観察する。
2 自分に何が起きているのか、何が苦手なのかを自己認知する。
3 その不自由を他者に理解しやすいように言語化する。

　この **3**＝言語化が、くせ者なのです。

　まず、**1** と **2** については、前述したように「小さな課題と小さな失敗を経験するなかで、当事者と援助者の共同作業で不自由をスクリーニングする」といった支援をすることで、ある程度は可能になってくると思います。ただし、中途障害の当事者に接する援助職の多くは「病後の当事者」しか知りませんから、その「小さな失敗」が病前からできないものなのか、病後にできなくなっているものなのかの判断が困難という問題が、ここでも浮上してきます。

　当事者の側から、どうも以前と違って「○○のように苦しい」「○○のように不自由だ」とカミングアウトしてくれればよいわけ

ですが、多くの当事者にとってはこの「言語化」が非常に難しい。そのことを、やはり闘病記の読者の声から痛感しました。

　本書の第1章では、脳コワさんはみんな「会話コミュニケーションに困難を抱えている」と指摘しました。その「話しづらい」理由の部分で、「思考速度が遅く、相手の会話の隙に自分の言葉を差し挟むタイミングがつかめない。どんな言葉を差し挟めばいいのか、とっさに適切な言葉が思い浮かばない」という仕組みを書きました。

　この「とっさに適切な言葉が浮かばない」というのは、大きな不自由感と苦痛を伴うものです。どういうことでしょうか。

▶ 体育館に散らばった辞書

　脳梗塞を発症した直後から「考えたことが言葉に出ない」という症状に苦しんだ僕ですが、受傷後4年半が経った今に至っても、人前に出たり、苦手な相手と話したり、脳神経的な疲労が一定以上になると、唐突に言葉が出づらくなることがあります。それはこんな感じです。

　まず人の脳には、今まで自分が覚えてきた「自分の伝えたいことに適した言葉やリアクション」が、索引付きの辞書になって収納されている。何か人によいことをしてもらったら、その索引で「こんなときはどの言葉?」と調べると、「ありがとう/うれしい/すごくうれしい/ヤバい/感謝している/言葉にならない/泣きそう」などなどなど膨大な言葉が記されたページが出てきて、その中からちょうどよい言葉がスッと出てきたのが、病前の僕の脳。

　けれども脳コワさんになった僕は、ふたつの点でこの辞書が壊れてしまったように感じました。

　まずひとつめは、**この辞書の言葉が書かれたページが「体育館の**

中にばら撒かれてしまった‼」という感じです。

　索引はあるのでそれ通りに言葉を探そうとするのですが、もうそれぞれのページがばら撒かれていて、探して探してようやく見つかったページの言葉を口にするものだから、まずものすごくリアクションが遅くなります。

　さらに大抵の場合、この正しいページを探して体育館中を見ているあいだに対話の相手が新しい言葉をかぶせてきます。このときの感覚は、**体育館にブワっと風が吹いて、せっかくチェックしていたページが索引とともにブッ飛んで全部やり直し**という感じ。

　もう、さっき何の言葉を探していたのかも分からなくなり、黙り込むしかありません（106ページ参照）。

　さらに加えて、なんとか見つけたページの言葉を口にしても、「そのページじゃなかった！」ということも多く、そんなときには、同じ言葉を繰り返してどもってしまったり、再び体育館に捜索に戻ったり、同じ意味で似たような言葉をいくつも言ってみても釈然としなかったり……。

その感情が索引にない！

　これだけでもう青息吐息ですが、ダメ押しが、「索引が病前通りに使えない」ケースでした。

　そもそも言葉とは、自分の中に生まれた感情を相手に伝えるためのツールです。ところが28ページで「風船と巨大ポンプ」という比喩をしたように、脱抑制の症状があった僕は、あらゆるシーンで病前とはまったく違うサイズの感情が生まれてきてしまうのです。

　これを先ほどの言葉と脳内辞書のたとえに置き換えると、「その感情が索引にない」です。

　もし無理に言葉にしようとすれば「地球を半分に割りたいぐらい

怒っている」とか「頭髪からスネ毛まで全部抜けて燃えそうなほど
イライラする」とか「今あなたの頭を一口にかじりたいぐらい大好
き」とか、そんなサイズの感情……。

　本当に文字通り、これでは「言葉にならない」し、言葉と同時に
涙が噴出するように出てきたり、目の前のものをフルスイングで投
げたりと、「不適切な言語外表現」を伴いかねません。

　以上が、「言葉がなかなか出てこない」の当事者感覚です。これ
では会話も成立しづらく、さらに日常のコミュニケーションにとて
も大きな苦しさや不自由感が伴います。

　当事者になって4年半が経って、ようやく僕の辞書は病前と同
じ感じに整ってきましたし、感情のサイズもなんとか索引の範囲内
に戻ってきました。今も条件次第で辞書の綴じ目がボソッとほどけ
たりします。でもページが足元に散らばる程度で、体育館ほどでは
ない感じですし、風が吹きそうならページが飛ぶ前に「いま風を吹
かさないで＝ちょっと黙ってて」などと遮るぐらいのことは、とっ
さにできるようになりました。

▶ これだけは守ってほしい

　ということで、上記のような「言語化の困難」について、援助職
に求められる配慮や対応は、まず次のことでしょう。

- 本人の言葉が出てくるまで待つ。
- 風を起こさない（本人の脳内での言葉の捜索を妨げない）。
- いくつもの言葉を組み合わせなければ答えられないような問
  いかけをしない。
- 当事者の感情を破綻させない。

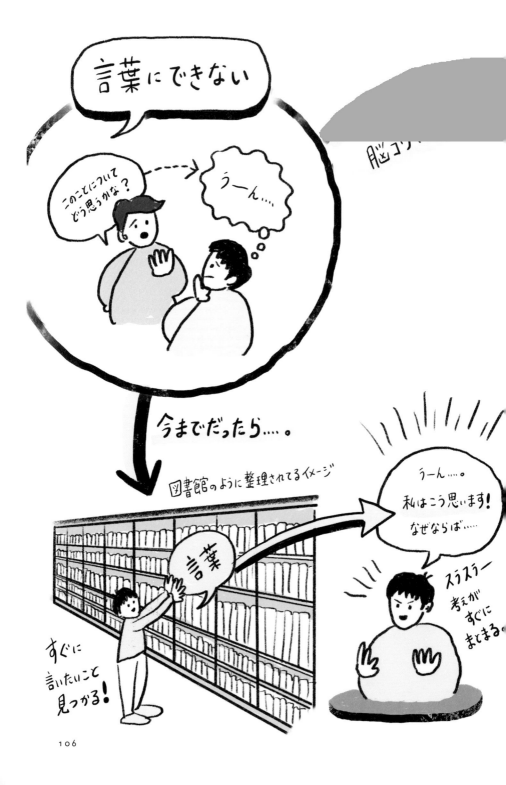

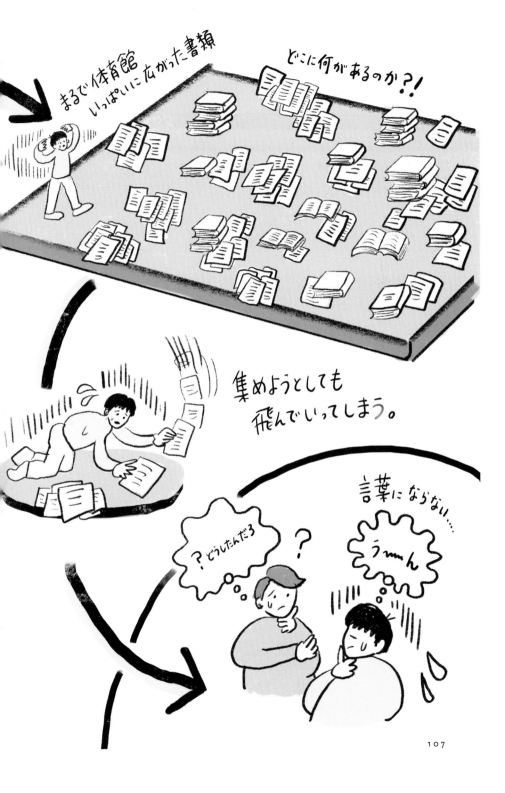

加えてこの「脳内で言葉を捜索する」という作業は驚くほど脳にとって負荷のかかるタスクのため、とても疲れますし、すぐ眠くなります。後頭部がしびれる感じがしたり、耳から聞こえる声がこもって感じたり、もう当事者的には全力疾走。脳コワさんの症状の重さによっては、「短時間で切り上げる」「休み休みやる」といったことも重要になると思います。

▶ 他の当事者の言葉を取り込む

　病後にたくさんの脳コワさん仲間と話す機会をいただくなかで、この「自分の症状の言語化」についてこんな訴えをいくつかも聞きました。それは「どうして鈴木さんはそんなに客観的に自分のことを観察できるのですか?」「もともとの辞書がスカスカな私はどうすればいいですか?」というもの。

　返答に詰まりました。つまり、そもそも言葉を出す以前に、自分を観察することや、観察した自分を言葉にして他者に伝えることを困難に感じているけれど、それは障害を負う前からだという訴えです（もちろん当事者になって難しくなることも含みます）。

　この問いに対して端的な答えは、61ページに書いたように、僕の病前の仕事が「他者を観察して第三者に分かるように言語化する」だったので、その観察のカメラを自分自身に向けただけ、というものです。さらに書く仕事をしている以上、脳内の言葉の辞書もそれなりに分厚いものだった。けれど、「それが僕の仕事だったから」では誰の役にもたちません。

　自身の不自由を客観視し言語化することは、想像以上に難しい。けれどやはり、ここで援助職が力になれる別のアプローチがあります。

　それは、ケアする当事者と同様の障害を抱えているであろう他の

当事者と、接点を持つよう勧めてあげることです。

　具体的には当事者会を紹介して参加を促すことや、既存の当事者会でカバーしきれない年齢、生活スタイル、障害程度の当事者が入れるような当事者会の新規立ち上げをサポートすることなどです。

当事者が他の当事者を見ることには、想像以上に効果があります。 言葉をあまり持たない当事者であっても、自分に近い当事者を見ることで、

「もしかしたらこの人と僕は同じ状態にあるかもしれない」

「この人の言っている言葉は、私が言葉にできない苦しさを上手に表している。私もこう言えばいいんだ！」

　という気づきに至ることが往々にしてあります。

　近しい症状を持つ当事者が書いた手記を勧めることにも、同様の効果があるでしょうし、多くの当事者に接するプロとして、今まで聞き取った当事者自身の言葉を新たな当事者にも伝えてあげることも非常に重要です。

「あなたと同じ感じの当事者さんが、ご自身のことをこんなふうに話すのを聞いたことがありますよ。同じような当事者さんの書かれた手記にこんな表現がありましたけど、どう思われますか？」

「それ！　僕もそれです‼」

　のような……。

　こうしたアプローチもまた、他の当事者にリアルに接するのと同様に、当事者自身での障害発見や自己理解や症状の言語化までをサポートする、じつに有力な支援だと思うのです。

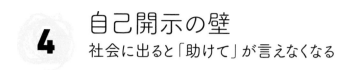

4 自己開示の壁
社会に出ると「助けて」が言えなくなる

▶ 専門職でない人に援助を求める難しさ

さて、ここまでの3つの壁は、あくまで「病院や支援機関」周辺で、当事者が援助職と接点を持っていられるステージの話です。けれど当事者には、社会や家庭に戻り「当事者として生きる、長い長いその後の人生」が残されています。

そこで立ちはだかる4つめのハードルが、「自己開示の壁」です。

何度か書いてきたように、「話しづらい」という困りごとを共通して持つ脳コワ当事者にとって最も大きな苦痛を伴うのが、自分の状況を相手に分かりやすく説明する「**自己説明的コミュニケーション**」や、理解してもらえなかったり勘違いしている相手に食い下がって分かってもらえるまで話すような「**説得的コミュニケーション**」です。

家庭や社会に戻っていく当事者は、家庭、友人関係、仕事先、取引先、地域活動などで多くの人に接することになります。そうしたあらゆるステージで不自由への配慮と理解をお願いしなければ、残された（隠された）能力を発揮することができません。そしてそのつど、この最も苦手とするタイプのコミュニケーションに挑まねばならないのです。

援助職のような専門的知識もない周囲の人間に、自身の言葉で理解と協力を仰ぐ……脳コワさん当事者にとって、それはどれほどの困難でしょう。

長期的に見ると、当事者にとって最も大きな壁は、この4つめ

「支援の引き継ぎ」という大峡谷

　脳コワさんは自己説明的なコミュニケーションが最も苦手です。その前提のうえで、あらためて注目してほしいのは「支援の引き継ぎ」という考え方です。

　僕が自己開示と援助希求ができた最初の支援者は、急性期病棟のST さんだったと前述しました。けれどじつは、そこから転院した先の回復期病棟を担当したST さん（「鈴木さん上手に話せてますよ」の人）には、初めのST さんとの細かいやりとりや、僕の病前情報は一切共有されていませんでした。この回復期のST さんと、その後の通院リハを担当した「眉毛力」のST さんのあいだでも同様です。

　彼女らが共有したのは、あくまで症状名やリハビリの到達目標などが簡便に書かれたカルテだけ。そこにはたくさん話した僕の仕事や家庭、抱えている個人的な不安や希望などは書かれていません。「個人情報保護上の配慮」──それがこの情報分断の理由でした。

　コンプライアンス重視の時代なのは分かります。けれど、担当が替わるたびにイチから自分の状況を説明しなければならないというのは、脳コワ当事者にとっては、とてつもなく過酷なタスクです。なぜそのことを、脳コワさんをケアするプロ集団であるはずの現場が分かってくれていないのだろうと、真っ暗な気持ち

になりました。

　「また地獄のような思いをして、いちから説明しなければならないのか……」

　この絶望的なボヤキは、病前に交流した生活保護の受給者さんからも聞かれたものです。ケースワーカーが移動したのをきっかけにうつを再発させるといったエピソードは、受給者周辺では非常によく聞かれるものだと思いますが、そのボヤキの背後に、ここまでの苦しさや、やるせなさがあったのだとは……。

　また、病後に高次脳機能障害仲間と交流するなかで、「就労支援事業を通じてせっかく再就労しても、事業所の援助職がつないでくれた職場の上長がやめるたびにまた事業所に戻ってきてしまうんです」とか、「だったら同じ場所に長期就労するのではなく、短いスパンで違う職場を巡って、そのつど状況を事業所のほうから説明してもらったほうが楽かも」という声を聞きました。

　一度関係性を築いた援助者・理解者が突然変わってしまい、新たな関係性をまたつくらねばならないというのは、脳コワさんにとって本当に絶望的なまでの負担です。

　当事者の苦しさを緩和することより大事なコンプライアンスやら個人情報の保護って、どれほどのものなのでしょうか。

の壁かもしれません。

頼ることの「蜜の味」を

　ではそんな旅立つ当事者を、援助職はどのように支えたらいいでしょうか。もちろん援助職自身が当事者に同行して、配慮の依頼や調整をして回るという手もあります。就労継続や就労移行などの支援現場では実際それが援助職の重要な職務になっていますが、ずっと付き添いきりというわけにはいきませんし、接するすべての相手に対してお願いをして回るというのも不可能です。

　そこでまずひとつ提案できるのは、「頼ることで楽になる」という蜜の味を、当事者に知ってもらうこと。そして当事者自身に「**本気で自己開示したほうがよい、そっちのほうがお得**」というモチベーションを持ってもらうことかと思います。

　じつは、ここまでまるで自分が「自在に自己開示できる優等生当事者」みたいな書き方をしてきましたが、最も身近な存在である家族のなかで、僕が援助希求できたのは妻と義母のみ。実の両親や姉といった原家族にはうまく自己開示ができず、一時期距離をとっていました。さらに仕事上の取引先にまで援助希求の手を伸ばしていくためには、もうワンクッションが必要でした。

　その例から説明してみようと思います。

苦しいと言わなくても——妻と義母

　おそらく僕の「5つのアドバンテージ」のなかで、最も恵まれていた稀有な部分が、これまで繰り返し述べてきたように「妻の障害理解」です。これこそが、ありえない幸運です。

　僕は妻に対して「苦しい」と言う必要がそもそもありませんでした。もともと高次脳機能障害に近い特性を抱えながら生きづらさの

なかで育ってきた妻は、病後に僕が苦手になったり不自由になったこととだいたい同じことが、生まれたときからできません。

そんな妻は日々失敗する僕を見て、**何も説明せずとも「あー苦しいよね、それ」「あんたもようやくあたしの気持ちが分かったか」と理解してくれました。**「あんたがやれなくなったことのほとんどは、あたしがもともとやれなかったことだよ」と。

ということで、僕が自身の障害を自己開示できるようになった原点には、「そもそも自己開示せずとも妻の理解と助けを得られた」という少々奇跡的な経験があります。

もうひとりの頼れた家族である義母（妻の母）には、病前は日ごろ少々迷惑に感じていた「猛烈なお節介力」がありました。義母はこちらが何かを頼まなくても、自分が必要だと思う手助けをやってしまうタイプです。僕の入院中は仕事帰りに往復2時間かかる我が家に押しかけて妻を支えてくれました。おまけに過活動傾向でもあり、僕の退院後も毎週末、家に押しかけてきて料理をつくってくれたり、掃除や家庭内の環境調整をバリバリ進めてくれました。「大丈夫なの？ してほしいことがあったら言って？」と聞かれたら「大丈夫」と言ってしまったかもしれないところ、こちらの意思は完全に無視で強制介入です。

むしろ手助けを断ろうすれば無茶苦茶しつこく食い下がる義母ですから、こちらとしてはもう**断るほうがよほど大変で、唯々諾々と（ありがたく）支援を受ける**しかありませんでした。

そんなふたりだからこそ、病後の僕はありとあらゆる自分の苦しさを開示し、細かい配慮や環境調整の手伝いをしてもらうことができました。

一方で、本来僕が頼れるはずだった実の両親や姉といった原家族メンバーに距離を置いてしまったのは、まさに「説得的コミュニ

ケーションの困難」ゆえでした。

　というのも、心配してくれる家族には「自分が大丈夫なのか大丈夫でないのか」「大丈夫でないならどのように大丈夫でないのか」を報告する説明義務があるけれど、高次脳機能障害となった僕にはその**「大丈夫じゃない理由」**を説明する能力も気力もなかったのです。

　　そばにいるだけで負担が減り、脳が動く

　それにしても、この完全な理解者である妻が支えてくれることは、僕にとって本当にミラクルな体験でした。

　たとえば情報過多な雑踏でパニックを起こしてしまったときや、入眠時に過換気の発作を起こしてしまったときに、最も特効的だったのは、妻に背中をなでてもらったり、手を握ってもらうことでした。

　これは本当に、不思議な経験でした。

　頭の中で意味不明の思考がうずまいて、何をすればいいのか分からず、息を吸うのも吐くのも困難という苦しさのなか、ただ妻が背中に手を当てるだけでぐちゃぐちゃの世界がすっと正常に戻り、黒い霧がかかっていたような視野がクリアに広がってくるのです。

　妻が手を引いてくれるだけで、無意味な音のつながりにしか聞き取れなかった人の言葉が、意味を取り戻して頭の中に入ってくる。世界が現実感を取り戻し、座り込むしかなかった状態から再び歩き出せる。

　さらに仕事や地域活動などに戻ったとき、「妻が横にいるだけでも支援になる」ということもたびたびありました。マルチタスクだったり手順を考えなければならなかったりといった遂行機能的に困難な作業をする際にも、妻に横にいてもらうだけで（手伝ってもら

わなくても）作業に立ち向かう苦しさが緩和されるのです。

　最も助かったのは、話しづらく苦手だと分かっている相手とどうしても会わなければならないときに、妻に同行してもらったことです。ひとりで赴けば、言いたいことが言えないかもしれない。伝えなければならないことが伝えられないかもしれない。どもったり、声が出なくなってしまうかも……。そんなとき、いざ僕が言葉を失ってしまっても横にいる妻が支えてくれると思えるだけで、なんとかパニックに陥らずに意思を伝えることができたのです。

　高次脳機能障害のみならず、脳コワさん全般に共通しているのは、不安な心理になると脳の処理スペックが大幅に下がってしまうことです。大きな不安を抱えたままという状態は、いわば複雑で答えの出ない暗算を脳内でずっとやっているような感じで、普段ならできることもとても難しく感じてしまいます。

　妻が横にいてくれるだけでやれることが増えたのは「**不安という認知負荷が減り、脳のリソースを取り戻した**」ということだったのかもしれません。

　こうして僕は「頼ることで圧倒的に楽になる」「ひとりでは絶対無理だと思っていたことが、やれるようになってしまう」という成功体験を得ました。

　まさに「頼ることの蜜の味」を知った僕！

　けれどその蜜の味を知ってなお、病後かなりの期間にわたって僕が頼ることができたのは、妻や義母のように苦しいと言う必要もない人や、連載仕事の担当者のような「わがままを言っても関係性を解消できない」利害関係がある相手などに限定されていました。

　実際、その時期に書いた闘病記には「何も言わずとも、その人が不自由だと思うことを察して助けてあげてほしい（僕の妻のように当事者に接してほしい）」と切々と訴えていましたし、助けをもらえそ

うにない相手に対しては、困りごとがあっても自分の努力と根性で
クリアしようとあがいていたのです。

▶ 僕を変えたある出来事

　そんな僕が、妻や義母を超えて仕事の取引先や友人、場合によっ
ては初対面の相手などに対しても、広く自身の障害と自己開示を展
開していったのは、病後1年半以上が経ってからのこと。あるひ
とつの仕事上での出会いがきっかけでした。

　その仕事とは、『東洋経済新報』という雑誌の特集企画で、八王
子市の北原国際病院という高次脳機能障害に先進的な病院でOT
をされている峯尾舞さんと対談をするというものでした。

　その日の対談開始直後、カメラマンさんが対談風景を撮影するた
めのフラッシュを焚きました。その途端、案の定、僕はパニックを
起こしてしまいました。しばらくのあいだ、その場の誰の言葉も理
解できない状況になってしまったのです。

　けれど、なんとか「いま何も分からない状態になっています」と
声に出した僕を前に、OT峯尾さんは「それ、高次脳機能障害の当
事者さんのアルアルですよ。強い光も音も脳にとっては強い情報で
すから。撮影はあとにしてもらって、ゆっくり話しましょう」と、
その場を仕切り直してくれたのでした。

　そして、その仕事がはじめてのおつきあいだった担当編集者も、
カメラマンも、その配慮を踏まえてくれて……。

　**そのときの、長々としたため息が出るような「楽になった〜〜」
という感覚が、大きな転機でした。**

「つらい」「やれない」と言ってしまったほうが、楽になる。なぜ
そう言いもせずに、心の中で「なんて配慮のない人だ」「なんて不
案内なんだ」といった怒りを抱えていたのが馬鹿らしく思えました。

▶ 取引先にも自己開示&援助希求

　妻によるケアで知っていたはずの「頼ることで楽になる」が、意外にも多くの人に転用できると知った僕。その後は「本気で援助希求したほうがよい、それがお得」というモチベーションを高め、仕事の取引先にもどんどん自分の不自由を自己開示していきました。

　たとえば先ほどの取材を受けるようなシーンでは、光と音に配慮してもらうこと、参席者と発言する人数を絞ってもらうこと、質問を事前にある程度用意してもらうこと、できれば話者を僕の右側に配置してもらったり（左側からの言葉は、少し意味を理解しづらいため）、相手の背後は模様のない壁にしてもらうということを、事前にきちんとお願いするようにしました。

　新しい取引先とはじめての打ち合わせをする際には、自分を理解してくれている担当者に同席してもらう（平たく言えば商売敵を同席させる）とか、仕事の進め方の改変、記憶ミスを防ぐための声かけのお願いなど、どんどん協力を仰ぎました。

　そうしたなかで、病前に近い仕事に挑戦していくことになったわけです。

　このように自己開示は、妻や病後に知り合った援助職といった、多くのかかわり合いから立ち上がりました。もちろん「言わなくても分かる家族やパートナー」なんて、レアケース中のレアケースであることは言うまでもありませんし、そこに再現性は一切ありません。しかしこうした体験から、援助職に期待したいことも見えてきました。

▶ 援助職に期待したいこと❶　苦しいと言わなくても分かる

　まずひとつは、うちの妻同様に、援助職自身が「苦しいと言わな

くても苦しいと分かってくれる」存在を目指すことです。当事者の身近にいるパートナーや友人などがいきなりこの存在になることは難しいので、まずは援助職がその一人目の「完全理解者」を目指してほしいのです。

　前述した「苦しさを全肯定する」（85 ページ）の、さらに上位の目標になりますが、脳コワさんの抱える不自由と苦しさには多くの共通点がありますから、それを学ぶことで「**この障害、この病態の当事者にはこんな苦しさがあって当たり前だ**」という見地から支援に挑むことは可能でしょう。

　こうして信頼関係を築くことができた当事者には、きっと「頼ったほうがお得」の感覚が、少しずつ芽生えてくると思います。

援助職に期待したいこと❷ 適切な援助希求の方法を教える

　さらに援助職にやれることとしては、「適切な自己開示・援助希求」と「適切な依存相手」とは何かを当事者に指導することです。

　ここ 20 年近く、インターネットの普及とともに——メンタルヘルスに問題を抱えた当事者自身の発言や当事者同士のコミュニケーションが盛んになったころから「発達障害ブーム」といわれる今に至るまで——感じ続けているひとつの問題があります。それは「不適切な障害受容」「不適切な援助希求」という現象です。

　たとえば、高次脳機能障害の当事者が「障害者になった自分」を受け容れられないのとは逆のパターンで、ずっと不自由や苦しさを抱えてきた生きづらさの当事者が、「自分はアダルトチャイルドに分類されるらしい」といった自己診断とか「あなたは聴覚優位型ASD です」という医師の判定を得て満足してしまうケース。これらは、むしろ正しい援助希求の阻害となるリスクが高いのではないでしょうか。

なぜなら「自分は▽▽障害なので配慮してください」と健常な人々に言っても理解してもらうことは難しいからです。「なんで配慮してくれないんだ」と叫んでも、孤立を招くだけです。

これは昨今、特にSNSを通じたコミュニケーションなどで散見される誤ったタイプの自己開示ですし、それによって脳コワさんと社会との無用な分断を招いているような印象すらあります。

正しい自己開示と援助希求とは、まず**「自分は▽▽障害だから」ではなく「自分は○○が苦手なので」**であり、**「配慮してください」ではなく「具体的に○○してくれると、楽だったりやれることが増えます」**です。

それこそ説得的コミュニケーションが困難な当事者にとっては難しいことですし、正直、本音は「察してよ」なのも分かりますが、元・健常脳だった僕が言いますが、それはやっぱりちょっと無理なお願いです。

援助職に期待したいこと❸ 具体化を手助けする

このように、ただ「配慮して」ではわがままや横暴に受け取られかねないことでも、そこに具体性を持って「○○のように」と付け加えることで、初めて周囲の人間も当事者の力になれる。

ここにこそ、援助職の出番があります。援助職は当事者と二人三脚で障害受容と発見のプロセスを経験していくなかで、この「具体的に○○を」の内容と言語化を当事者のなかに蓄積することができる数少ない存在だからです。

これは、当事者自身には少し難しいことです。たとえばもともと料理が得意だった当事者が周囲に援助希求する際に「料理ができなくなりました」と言うよりも、「鍋に火をかけたことを忘れやすいので、料理に失敗が増えました」と言えば、周囲も「だったら火元

は見ていてあげる」「タイマー貸してあげる」となります。「タイマーをつけることも忘れてしまいます」なら「タイマーをつける係になってあげる」という手伝いも出てくるでしょう。

このように「やれない」の言葉を細分化して、**具体的に何がやれないのかを掘り下げると、手助けするほうもやりやすい。**援助職にはこの「具体化の手助け」ができるはずなのです。

▶ 援助職に期待したいこと❹ 関係者を援助者に育てる

さらに援助職にお願いしたいことは、もともと当事者が最も心を開いている家族や知人が誰なのかを探り、その人物にアプローチして、「じつはご本人にはこんな症状があって苦しい思いをしているので、具体的にこんな協力をしてあげてください」と依頼をすることです。

つまり援助職が、「関係者を援助者に育てる」。

日常生活で多くの時間を接する相手が「頼ることのできる理解者」であることは、何より日々の苦しさを軽減してくれる最強の鎮痛薬であり、最大の希望です。その身近な理解者が、当事者の生活に関わる多くの人たちに「こんな支援をしてほしい」と当事者の言葉を代弁していく——たとえば家族が取引先や地域や友人関係に、枝葉が広がるように配慮のお願いを伝えてくださることが、どれほど心強く、ありがたいことか。

援助職には、そんな流れの起点を育てることができるはずなのです。

▶ 援助職に期待したいこと❺ 依存を肯定する

残念ながら現状では、世の中のあらゆるシーンで「依存」という言葉はマイナスの印象で語られています。依存とは自立に相反する

もので、個人の能力を衰えさせ、他者の負担を増やすものといった文脈ばかりが横行しています。

けれど脳コワさんにとって依存は、最大の薬でありリハビリのきっかけでもあります。脳は壊れているけど「全壊ではない」という脳コワさんにとって、ほんのちょっと人に助けを求めることで、一気にやれることが増える。助けを借りてやれることを増やすことがリハビリになる。そのことでじつは周囲の負担も減る。

多くの当事者は「なんとか自力でやらないと」「依存的になったら駄目だ」と自分を責め、回復の機会を失ったり、本人も周囲も苦しさを増長させています。

そんな状況を前に援助職にお願いしたいのは、**依存のプラスの側面、それによって得られるものを当事者やその周辺者に伝え、パラダイムシフトを起こしてあげる**ことです。

▶ まずは当事者の苦しみを全肯定することから

以上が、高次脳機能障害当事者の僕が、脳コワさん全般に対して援助職の方々にお願いしたい４つの壁の打開策です。期待されることや、やれることが多すぎて援助職としての経験が長い方ほど真っ青になるかもしれませんが、「正解を即座に示せる」ようなスーパー援助職を目指す必要なんか全然ありません。

当事者は病態のみならず、ベースのパーソナリティや環境や病前の経験や能力によって、発生するお困りごとが千差万別です。それこそ**当事者1000人いたら1000パターンの答えがあります**。そんななかで援助職がやれることは、まず当事者の苦しさを全肯定し、信頼関係を結び、当事者自身の自己開示力を高めたうえで、一緒に答えを探していくこと、当事者とともに障害を学ぶこと――。

そんな悩み深く迷いの多い援助職こそ、僕ら面倒くさい当事者に

とっての本当の救いなのだと思います。

　次章ではみなさんに脳コワさん当事者をより深く理解していただくために、僕の書いた本に対して脳コワさん仲間から「私も同じような感じで苦しいです！」といった共感の多かった症状、そして僕自身が強く苦しんだ症状、さらに元・健常者の僕が当事者になって「知っているつもりだがまさかこんな感覚だったとは！」と驚いた症状について、その分かりづらい苦しさの比喩や翻訳に挑戦してみようと思います。

第**4**章

脳コワさんの
生きる世界

1 破局反応（パニック）

▶ 脳の情報処理の破綻

　いま振り返ってみて、病後の僕が抱えた症状のなかで最も大きな苦しさを伴ったのが、精神や心理の世界でいわれる「破局反応（パニック）」でした。認知症の臨床でも高次脳機能障害の現場でも、この破局反応は「怒りの爆発」といった表現をされることが多いようです。しかし本書ではこの破局反応をより広義にとらえ、「パニック＝脳の情報処理の破綻」として語っていこうと思います。

　パニックは拙著への読者の声でも共感の多かった症状ですが、一方で、病後の僕が「こんなにも苦しさを伴うとは思わなかった」と大いに反省したほど、当事者でない者には想像しがたい、見えない苦しさです。

　本音はなかば「いやこれ、ちょっと当事者になってみないと分からないかもしれない」──と諦めるわけにはいかないので、なんとか比喩を考えてみました。

▶ とんでもなく乗りにくい自転車に乗って……

　ここで想像してほしいのは、1台の自転車を、よろめきながら運転している脳コワさんの姿です。同じ自転車を、健常者は何の苦もなく運転し、すごいスピードでスイスイ走っていきますが、脳コワさんはゆっくりグラグラ。

　健常者は気持ちよさそうに風を切って走っていきますが、脳コワさんにとってそこに吹いているのは、びゅうびゅう音を鳴らす向か

い風の強風です。必死にこいでも自転車はグラグラ揺れるばかり
で、全然進みません。

　そんななか、脳コワさんはたびたび自転車をすっ転ばせて、地面
にベシャッとなってしまいます。

　さて、ここで〈自転車の運転〉にたとえたのは、脳の情報処理の
ことです。自転車をまっすぐ走らせるとは、正しく脳が情報処理で
きることで現実感（世界感）を得て、思考、会話、作業をつつがなく
こなし、情緒のバランスと心の平静をとることができます。身体を
まっすぐにしたり、手に持ったものを落とさず持ち続けるに至るま
で、あらゆる脳の情報処理が正常に行われていることが、自転車を
スイスイ走らせるということです。

　次に、この自転車を運転しているときに〈吹き付けている風〉に
たとえたのは、脳に外部から入力されるあらゆる情報です。光や音
やにおい、他者からかけられる言葉や、思考、判断、返答やリアク
ションを求められること、五体に触れる物、温度や湿度まで。いわ
ば脳が情報処理を必要とするあらゆるものが、この風です。

　そして最後に、〈自転車が転倒してしまうこと〉が、ここでお伝
えしたい心理的破局（パニック）の状態です。

▶ 強風のなかを走り、突風に倒される

　さて、そんな設定のもとで、あらためて想像してください。

　この自転車、健常だったころは何の意識もせずにスイスイ走らせ
ることができたのですが、僕ら脳コワさんは、この自転車を転ばさ
ずに走らせるだけで精いっぱいなのです。

　第1に自転車をこぐ力そのものが弱く、第2にかつてはほとん
ど負荷に感じなかった向かい風が強風に感じられ、ただ生きている

だけでも全身全霊で集中して、なんとかこの自転車を走らせている
——それが脳コワさんです。

こんな状態ですから、この自転車は頻繁に転倒してしまいます。
強い風にあらがえず倒れたり、突然吹く風に倒れたり。つねに吹い
ている向かい風を受け続けながら走った後、力尽きて倒れることも
あります。

風＝情報ですから、たとえば視聴覚情報が過多な街中を歩くこと
や、カフェなどのざわめきのなかに座っているだけでも、脳コワさ
んは向かい風を浴びてヨロヨロと自転車を走らせている状態です。

そんな状態でいるときに、大声や早口で語りかけられたり、強い
光や大きな音を浴びることは、この向かい風が強風に変わることで
す。脱抑制的に湧き上がる大きな感情を処理することも、また猛烈
な向かい風です。

さらに予期せぬ突風とは、いきなりかかってくる電話や、予想し
なかった質問です。デパートなどに入った瞬間に襲いかかる店内ア
ナウンスや、宝飾品や化粧品コーナーの過剰な照明もそうです。

こうしたあらゆる風＝情報に耐えきれず、脳コワさんの自転車は
転倒し、破局に至ってしまうのです（128ページ参照）。

▶ 転倒し、パーツがバラバラに

ではこの「転倒」＝心理的破局とは、どんなものなのでしょうか。

ここで想像していただきたいのは、脳コワさんの乗っている自転
車は、一度転倒するとその瞬間にフレームもホイールもハンドルも
すべてのパーツがバラバラになってしまう、とんでもない欠陥品だ
ということです。立て直そうと焦れば焦るほど、パーツは細かく分
解されて遠くに転がっていき、もうどうにもなりません。

健常者なら転倒してもすぐ立て直してもう一度走り始めるなんて

ともできますが、脳コワさんはまず、バラバラに四散したパーツを探し集めて組み立て直さなければならない。しかもダメ押しに、この状態で追加の風（情報）を浴びると、散らばったパーツがさらに広範囲にバラけていってしまうのです。

　もう、地獄。こうなってしまったら脳コワさんは、座り込んで途方に暮れるしかありません。

　これが、脳コワさんにとっての破局反応です。

▶ 外はボンヤリ、中は必死

　当事者になって「マジでか！」と驚いたのは、この心理的破局の状況には、耐えがたい苦しさが伴っているということでした。

　一度破局してしまうと、脳はほとんど情報処理の機能を喪失します。もう何も頭の中で考えられない。相手の言葉も意味をなして頭に入ってこない。何か言おうにも言葉が出てこない。文字を見ても、日本語が書いてあることは分かっても意味が読み取れない。

　そして、ここからどう行動すればいいのか、どうすれば楽になるのかも分からないし、今まで自分が何をしていたのか、何をしようとしていたのかすらも分からない。

　世界の現実感が失われ、ホラー映画の中に突っ込まれたような状態で、立ちすくむか、座り込むしかない。もう本当に、悪夢のようなひとときです。

　ちなみに、僕自身がこんな破局反応にあるとき、外から見ていると「ぼんやりしているけど苦しそう」だったそうです！　いやもう、なんとか自転車＝脳の情報処理機能を再構築して走り出そうと、脳内は全力疾走なんですけどね……。

　とはいえまあ、当事者になる前の僕がこのたとえを聞いたら、こう思ったでしょう。

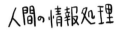

情報処理から破局まで

人間の情報処理

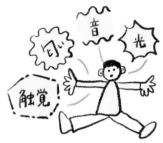

音　光　匂　触覚

自転車にのっている時のよう

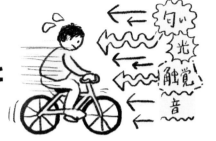

匂い　光　触覚　音

情報が風のようにぶつかってくる。

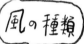

風の種類

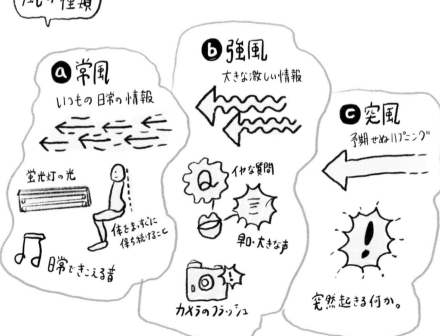

ⓐ 常風
いつもの日常の情報

蛍光灯の光

体をまっすぐに保ち続けること

日常できこえる音

ⓑ 強風
大きな激しい情報

イヤな質問

早口・大きな声

カメラのフラッシュ

ⓒ 突風
予期せぬハプニング

突然起きる何か。

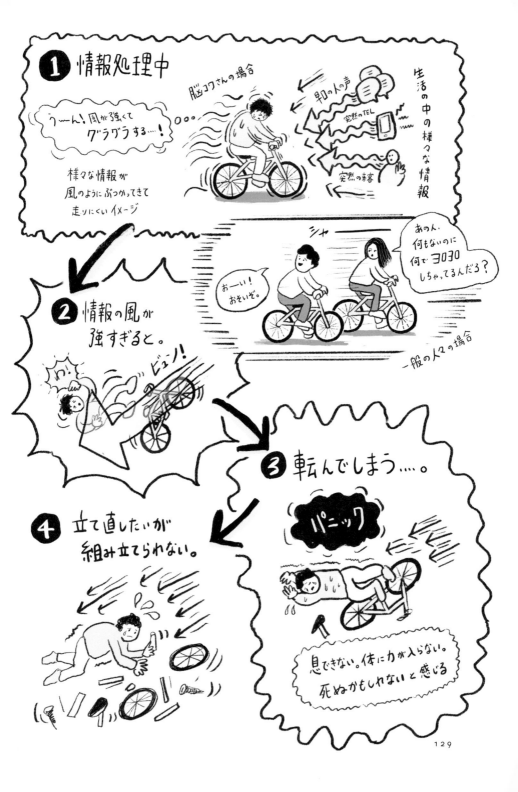

「何も考えられなくなるなら、ぼんやりして苦しさも感じないのでは？」

とんでもない！

破局しているときの当事者は、いわば交感神経全開の状態。車の運転中に目の前に子どもが飛び出してきた瞬間のような緊張状態がずっと継続し、横隔膜は挙上しまくり、息を吸っても吸えている気がせず、「死んでしまうのではないか」と思うほどの身体的な苦痛と焦燥感と猛烈な不安の嵐のなかにいて、そこから抜け出そうにも抜け出せない状態なのです。

外は怒りの爆発、中は「もう勘弁してください」

また、この心理的な破局状態はときに、「怒りの爆発」などと言われます。まるで"いきなり突然"怒り出す、叫び出す、暴力や暴言をするといった表現をされることが多いようですが、**当事者からすると、それは猛烈に心外です。**

破局を迎えたときの当事者は往々にして、自転車を転倒させるまでに「無配慮な外的情報要因の強風」で揉みくちゃになり、それでも必死に走った結果にあえなく転倒。そして必死に復旧を試みているところなのです。

そんなときに当事者の願うことは、「もう一切の風を吹かせないで」「お願いだからこれ以上の情報を与えないで」ということ。

そのときにさらに外から強風を浴びせられ、破局の深刻化＝「自転車のパーツの四散」を迎えたら、どうなるでしょうか。

「大丈夫!? どうしたの？ 聞こえてる!? 返事して！ 苦しいならどこが苦しいか言ってくれないと分からないよ！ ほら、しっかりして‼」

もう、ぎゃあああ！ です。

人によって「ほっといて！」「ひとりにして！」「静かにしろ！」「うるさい！」といった言葉になったり、もっと激しい暴言や暴力の衝動につながるケースもあると思います。

この状況、本当に理解しづらいことだとは思います。ただ、それらすべては、

「苦しすぎて耐えられないからもう許してください」
「いま必死に立て直しているので、邪魔をしないでください」
「もう勘弁してください」

といった一種の援助希求の表現なのです。

健常者から見たら、「ぼんやりしているときに声をかけたら、いきなりキレた」──それがじつは助けてのサインだなんて、ちょっと想定外にもほどがありますよね。

でもこれが脳コワさんの抱える、分かりづらく見えづらい苦しさの最たるものでしょう。

以上が、心理的破局と脳の情報処理の比喩です。この後に紹介するさまざまな症状においても、最終的に当事者が行き着いて大きな苦しみを感じるのがこの心理的破局＝「自転車の転倒」です。援助職に求められるのは「いかに当事者をその破局に突き落とさずに支援するか」なので、ぜひ繰り返し想像してみてください。

どうすれば心理的破局から抜け出せるか？

本書でも大きなテーマとして扱っている脳の情報処理の破綻＝「自転車の転倒」。精神的なものを超えて、身体的にも大きな苦しさを伴うパニック症状ですが、一度陥ってしまった破局状況から抜け出すにはいくつかの方法があるように思います。

破局とは、脳の情報処理ができなくなっている状況です。じつはこの状況で無理に情報処理をしようと努力すればするほど、より深刻な破局に陥っていく傾向があります。逆にいえば、そうなったら脳に新たな情報入力をせず、思考（情報の処理）しようとがんばらなければよい。単に「ぼーっとしている」だけで、そこに苦しさは伴わなくなるのです。

ということで、この破局状態で苦しまずにすむためには、「情報処理を諦める」こと。何かを話さなければならない状況であっても、話すことを諦め、作業を止めてしまう。これが最も手っ取り早い策です。

さらに注意の障害がある脳コワさんの脳には外的情報が無選別に入ってきてしまいますから、積極的に視聴覚から情報遮断することも重要です。つまり目を閉じ耳をふさぐことが大前提。もっと言うなら、歩く、手に物を持つ、表情をつくったり、身体の姿勢を保つことなども脳の情報処理ですから、何もせず身体を横にするのがベストです。それが不可能ならせめて何もせず座る状況にして、周囲も声をかけたりしない。これが基本になるかと思います。

この破局状態とは 156 ページで点滴にたとえたように、認知資源（脳の情報処理に使うエネルギー）のチャンバー部分（単位時間で使える分）を一気に使い果たしてしまった状態でもあります。だから意図的に脳の情報処理を制限することで、再びこのチャンバー部に認知資源がたまれば破局状況を解消して思考可能な状況に戻ります。破局の最中であっても、チャンバー部に「滴下する分」の認知資源で足りる程度の情報処理ならばなんとか続けられます。

たとえば、街中を歩きながら難しい会話をしているとしましょう。途中で唐突に大きな騒音が鳴って破局したら、まずベンチなどに避難し、手荷物を下ろし、目を閉じ、耳をふさぐ。そんな状況ならば、なんとか簡単な会話を継続することはできるというような感じです。

ただここで大きな問題は、注意に障害のある脳コワさんは一度注意が集中してしまった思考（たとえば、いま自分を破局に陥れた相手に対する苛立ちの感情とか）から注意を引き剥がすのが困難だということ。こんなときは、あえて「能動的処理が必要ない、別の強い情報」に集中を引っ張ってもらう手もあります。僕にとってそれはヘッドフォンで歌詞のないインストゥルメンタルの楽曲を聞くとか、バニラエッセンスを直接かぐといったことで、パニックと不快な思考から一気に注意を引き剥がすことができました。何にいちばん注意を引かれるのかは当事者によって大きく差があるため、それが何なのかを知っておくことも、破局対策のポイントかもしれません。

2 情報処理速度の低下

▶ 交差点に投げ込まれた自転車

　前項では、猛烈に乗りづらい自転車を、必死になってなんとかこいでいる当事者の姿をイメージしていただきました。次に想像してほしいのは、そんな不安定な自転車を運転している当事者が、幹線道路の交差する交差点のど真ん中にいきなりポイっと放り込まれたシーンです。しかもこの交差点は信号機がないうえに、たんなる十字路ではなく、縦横無尽に高速で車が駆け抜けるのです。

　これは、高次脳機能障害となった僕が「退院後」に特に強く抱いた感覚である「脳の情報処理速度の低下」のたとえです。これもまた、多くの脳コワさん仲間から共感のあった症状です。

　脳コワさんにとって、「周囲と違う速度のもとで生きている」ことは、大きな苦痛を伴います。退院後の僕も、世の中のあらゆる出来事がとてつもない高速で動いていて、まったくついていけないことに大きく混乱しました。

　人混みを歩こうにも、他の歩行者がきわめて高速で移動し、なぜかみんな僕に向かって歩いてくるように感じるのです。こちらは立ちすくみますが、彼らはみんな直前でぶつからないように避けたり、ちょっと肩をかすらせながら通り過ぎていく。

　ラジオを聞けばパーソナリティやお笑い芸人が早口でどんどん違う話題を繰り広げていて、何のことを話しているのかついていけない。ニュース番組でも、聞いたニュースの内容を考える間もなく次のニュース、さらに次のニュースと進んでしまう。

第**4**章　脳コワさんの生きる世界

レジ会計や役所や病院の窓口でも、相手の言葉が速くてなかなか内容についていけない。書類記入などの説明もあっという間に終わってしまって、どう書けばよいか分からない用紙を前にして呆然とする。なんとか相手に再度説明を求めると、今度は一度目よりも早口で説明され、あえなく「僕の自転車」は大転倒してしまうのでした。

人の言葉は「情報のムチ」

　そして何よりもこの情報処理速度の低下で苦しい思いをしたのが、1対1の会話で相手のスピードになかなかついていけなかったことです。

　会話が困難なことの仕組みは第1章の21ページ以降で、そのシチュエーションに最適な言葉が出てこない感覚は103ページで「体育館に散らばった辞書」の比喩で表現しましたが、あらためて表現し直すと、処理速度低下の激しかった時期、僕は人の言葉を「情報のムチ」のように感じていました。

　健常な人はこのムチを両手に持って、ビュンビュンと自由自在に振り回していますが、こちらはそのムチを避けることもできず、返すムチもなく、ひたすら袋叩きの状態に耐えるしかありません。

　自転車の比喩に戻るなら、交差点のど真ん中で自転車をヨロヨロ進ませているところに、**健常者は自動車に乗って周囲をぐるぐる回りながら、窓から箱乗りになってムチでビシバシビシバシ！** 最終的にこちらの自転車は転倒し、バラバラになり、座り込むわけですが、うずくまる背中にも言葉というムチは容赦なく振り落とされ続けるのです。

　これ、何の拷問でしょうか。

　人の言葉が「ムチ」という武器のように感じられるのは、「処理

が破綻している状態のところに、さらに浴びせかけられる情報」
が、当事者にとっては攻撃そのものだからです。受け続ければ苦し
い破局の崖下に蹴落とされるわけですから、本当に無慈悲な攻撃で
す。

　健常者の当たり前のコミュニケーション・スピードが、脳コワさ
ん当事者にとっては攻撃だとは……。これもまた僕自身が当事者に
なってみなければ想像もできないことでした。病前に接した脳コワ
さんたちに僕はなんと残酷なムチをブンブン振るってきたのだろう
と思うと、心底申し訳ない気持ちで一杯になります。

情報処理速度の低下

3 感情を
コントロールできない

いつまでもマイナス感情を引きずる人たち

「この人たちはどうしてこんなに気持ちのコントロールが苦手なのだろうか」——これは、病前の取材活動で脳コワさんと接してきた僕がずっと感じてきたことです。

アンガーコントロール（怒りや苛立ちの制御）ができない人については、28ページで「そもそも発生する感情のサイズが未経験でコントロール不能」なことに触れました。さらに本章の130ページで、最終的な心理的破局（怒りの爆発）の前に当事者の情報処理がすでに破局していることも説明しました。

けれど、病前の僕が抱えていた「なぜ？」にはもうひとつありました。それは「この人たちはどうして、過去に経験した苛立ちや怒りや哀しさといった"不快でマイナスの感情"をいつまでも引きずってしまい、その気分を切り替えられないのだろう」という疑問です。

心に大きすぎる衝撃を受けた方のPTSD症状として、記憶のフラッシュバックがあることは僕も知っていましたが、それにしても一日中不快だったり落ち込んだ気分を転換できず、周囲にも終始不機嫌な表情や言葉を出しっぱなしにする彼らに、なんと「気の持ちよう」を知らない人たちなんだろうと思っていました。長時間そばにいればこちらも気がふさぎますし、著書にも「なかなか助けようと思えない面倒な人たち」のような表現を使ってしまったこともあります。

やはり、大反省です。

　なぜなら僕自身も高次脳機能障害の当事者になってしばらくのあいだ、その「気の持ちよう」がまったく分からない人間になってしまったからです。

　病後の僕は、特定の他人に嫌なことをされたり傷つく言葉を言われたことについて、その出来事があってから何か月にもわたって、一日何度も思い起こしてはひどく苦しい思いをするようになってしまいました。それは想像以上に苦しい日々だったのです。

▶ 鼻の下に「洗い落とせないウンチ」

　朝起きて爽やかな天気でも、大好きな音楽を聞いていても、きれいな風景のなかを歩いていても、頭の片隅にその「嫌なやつ」「言われた嫌な言葉」のことがあって、どうしてもそのことを考えてしまう。

　たとえるならば、鼻の下にぬぐっても洗ってもどうしても落ちないウンチがへばりついていて、異臭を放ち続けているような状態です。不快なたとえで申し訳ないですが、想像してください。問題はこの「洗い落とせない」です。

　通常は、たとえば鼻の前で思い切り大便のにおいを嗅いでしまったとしても、しばらくしてそのことを思い起こすと「くさかったな」という記憶がよみがえる程度のものです。ところが病後の僕は、**そのことを思い起こした瞬間、「くさかった」ではなく「今まさにその瞬間と同じにおい」が鼻腔を満たす**のです。そして一日中何をしていても、その嫌なにおいが漂い続けていて、換気もできない……。

　ふつうは嫌な人の言葉もあとになって思い起こせば「嫌なことを言われたからあいつのことは嫌いだ」となりますが、病後の僕はそ

の記憶を思い起こした瞬間、「言われた瞬間の怒りや苛立ち」がそのままのサイズでよみがえってしまうのです。

思い出すのではなく、「リアルに再体験」してしまう。

まさか健常者の気分転換と、脳コワさんが嫌な気持ちや記憶から逃れられないことが、これほどまでに別次元の話とは思いませんでした。そして、自力で気分転換できないことがこんなに不自由で苦しさを伴い、QOL を低下させるものだとは思いもしませんでした。

▶ 「気の持ちよう」の無意味さ

こんなとき、僕もかつて脳コワさんに投げかけた記憶のある「気の持ちようだよ」という言葉は、何の役にも立ちません。その気の持ちようがまったく分からず、思考を投げ出すこともできず＝ウンチが取れず、ただただ頭の中にうずまく不快で不安な感情＝鼻の下の臭気に耐え続けなければならないのですから！

僕がこうしてマイナスの思考や記憶に拘泥し、怒りのフラッシュバックを起こしてしまった背景には、感情の脱抑制と注意障害の合わせ技があったように思います。

まず脱抑制によって、通常を超えたサイズの怒りの感情が発生してしまう。さらに、急性期の僕を戸惑わせたあの「一度注意を向けたものから視線を剥がせなくなってしまう症状」（注意障害）によって、その強い感情から注意を引き剥がせず、何度も思い起こすことで記憶が強化されてしまうという仕組みです。

あくまでこれは僕のケースです。うつ病の臨床では、こうした気分のコントロールの困難の一因として脳神経細胞のネットワークがそもそも変性してしまっていることが原因とされるようです。またPTSD やパニック障害や適応障害など、それぞれの障害において苦しさが起きる仕組みは違うでしょう。

けれどもご理解いただきたいのは、多くの脳コワさん当事者がこの「感情を自分の意志でコントロールできない」という訴えを共有していて、それが健常者の想像する以上に困難かつ大きな QOL の低下を伴うことです。

「おはようと同時に悪臭」では、本当に生きていくことにうんざりしかねませんよね。

不定愁訴の正体

脳コワさんが、自身をとりまく情報という向かい風を受けながらヨロヨロと自転車を必死にこぎ続ける——このように非常に不安定な脳の情報処理を四六時中続けていることは、ただそれだけでも息苦しく、理由もなく心がざわめく状況です。

僕自身が脳コワさん当事者となって、この苦しさはどうやら病前に精神疾患の当事者から「不定愁訴」という言葉で聞いていた感覚・症状と同じものらしい、と思い至りました。

生まれて初めて知ったその感覚は、日々のQOLを猛烈に損なうものでした。

ちょっとした刺激であっても自転車がコケて地獄のような破局に陥るかもしれぬという状況で、不安や苛立ちをずっと感じ続けている。起床から就寝まで、たえず根拠のない不安や焦りの感情が脳内にうずまき、それを払拭できず、なんとか心と脳の情報処理のバランスをとろうとしている。

心も身体もつねに緊張状態です。横隔膜が不安定で、溜息をついてもついても息が楽にならず、全身の筋力が萎えているように頼りなく感じます。声も不安定で震えがち。言うなればそれは、常時崖っぷちスレスレを歩いているような感じ……。

もちろん、不定愁訴なる臨床用語が示すのは「当事者に自覚症状はあるが医学的所見で異常がない」なので、僕が感じたことはその一部にすぎないとは思います。けれど精神科領域で言われている不定愁訴が、この「脳の情報処理が不安定でその処理力も落ちている者が、破局スレスレで必死にその処理の安定をとっている状態」であると考えるのは、あながち間違いではない気がするのです。

ちなみに僕自身のこの不定愁訴は徐々にその程度を緩和させながら年単位で解消していきましたが、その経過でも、何か緊張を求められるイベントのある日とか、何もなくても「気圧の変動が大きいとき」に戻ってくる傾向がありました。

子どものころから天候でメンタルが大きく揺らぐ妻に伝えたところ、「南の島のハメハメハ大王も脳コワさん仲間だったのだ」と言われ、妙なうんちくを感じました。

この症状について、僕自身が最も楽になれたのは、妻に背中をなでてもらうことでした。体を横にして目を閉じていることでもずいぶんと楽になれます。ただ目を開けていたり、身体を縦に保っているだけでも、認知資源が使われているからなのではないかと思います。

ひとつのことに固執する

猛烈な苦しさが伴う「脳の凝視」

　さまざまな脳コワさん当事者とお話しすると、この「脳の凝視」（過集中）の不自由さも、かなりの共感ポイントです。じつは僕自身、病後に仕事に戻っていくなかでとても不自由な思いをしたのが、「作業への凝視」とでもいうような症状でした。

　これは高次脳機能障害のケアの現場では「固執性」と表現されている症状です。「ひとつのことにこだわる」「修正がきかない」「融通がきかない」「一度始めたことをやめたがらない」「ひとつのやり方にこだわって他の方法を試さない」等々。

　これはまさに自閉スペクトラム症（ASD）の当事者に対していわれてきた特性そのもの。それぞれの症状を表す言葉から想起されるのは、意固地、我流、頑迷といった「困った当事者像」でしょう。

　けれど、自身がそうなってみて愕然としたのは、この症状にもまた、猛烈な苦しさや不自由感がついてまわるということでした。ふつう「融通がきかない人」で思い浮かぶ像は、自分勝手で相手のことを考えない人といったイメージであって、「苦しい人」とはまったく直結しません。

　では、それはどういうふうに苦しいのでしょうか。

中断・変更はとてつもない負担

　たとえば病後の僕にとっては、いまやっている作業をほんの少し中断してちょっと簡単な作業を組み入れるということが、とてつも

なく大きな負担に感じられました。作業中に届いたメールに返信するとか、電話に出るといったことすら、耐えがたい苛立ちと苦しさを伴うのです。病後半年ほどは、メールや電話の着信音があるだけでパニックになって作業を中断してしまうことがたびたびありました（しかも作業が中断するだけで、メール返信も電話への応対もできない）。

　また病前であれば、何かの作業中にその作業やすでに作業済みの部分についての訂正指示が入っても、「ちょうどいま作業中でした！」「むしろいま指示してくれて助かりました！」ぐらいに対応できていたものが、病後の僕はそんな指示にまったく対応できなくなってしまいました。

　本当に些細な訂正や仕様変更の指示を前に、僕はどうすればいいのか分からずにひどく混乱してしまいます。その作業全体の難易度が急上昇したり、1日で終わるはずの作業が3日かかる膨大な作業になって、その後の仕事にも見通しが立たなくなるような、そんな絶望的な気分になってしまったのです。

　あらかじめ立ててある予定のなかに、新しい仕事が追加されるなども同様です。たとえばたった10分の作業であっても、「明日までに」と言われただけで猛烈な怒りが込み上げて、「明日の予定は決まっています。今日の明日というような依頼は無理です！」と断ってしまったこともあります。

　当然ですが、これには困りました。

　こんな人、一緒に仕事するほうも大変すぎます。「そこは仕事なんだからなんとかしようよ」と言いたくなるのも分かります。そもそもかつての僕は、フットワークの軽さや作業の柔軟性を売りにしてきたからこそ、フリーランスを続けてこられていたのに……。

▶ 気づかない、自力で剥がせない

けれど、単に「固執性」とひとまとめにされているこの症状も、当事者になってみれば次の３つのパターンに分けられることが分かりました。

まず１つめは、固執性の説明でよく使われる「**作業に集中しているとそもそも外野からの声かけに気づかない**」ケース。これは注意障害の分かりやすい事例ですし、健常者でも誰しも経験したことのあることなので想像しやすいでしょう。

一方で２つめが、前段で説明した視線や思考への凝視と同様に作業においても過集中が起き、声かけに気づいて注意を今の作業から引き剥がさなければならないと分かっていても、「**自力では注意を引き剥がせない**」という症状です。

視線でも思考でも作業でも、本来ならぱっと注意を開放して別のことができるはずなのに、「注意を接着剤でくっつけられて」しまう。靴の裏に強力磁石を付けて鉄板の上を歩かされているような、ハンドルの切れない車を運転しているような、異様な不自由感や苛立ちと焦りがこの症状には伴います。

どうでしょうか。ここまでは「注意障害ベースの固執性」だと言えるでしょう。

けれどこれだけでは、作業を中断させられただけで「絶望的なほどに作業の難易度が上がって感じられる」の説明にはなりません。そこで加わるのが、上記ふたつとは別の「**記憶障害（低いワーキングメモリ）ベースの固執性**」。これが３つめのパターンとなります。

どういう感覚なのか、これも比喩表現化を試みてみましょう。

▶ セーブ機能なしのワープロ

ワーキングメモリの低下について、第１章の「人の話が聞き取

れない」の説明では「水を筆につけて、白い半紙に字を書いたらどうなるか」という比喩を使いました（21ページ）。今度は別バージョンの比喩として、「セーブ機能がないワープロソフト」を想像してください。

人は何かの作業をするとき、頭の中で作業の段取りを考えます。今の作業と、次にやるべき作業と、作業の終了形態を思い浮かべ、それらを脳内のワープロソフトに書き込み、参照しながら、その作業に取り組みます。

ですが、やはりワーキングメモリの低い脳コワさんの脳内ワープロソフトはヘッポコです。今やり終わった作業は何か、次にやる作業は何か、その流れの段取りはどうかといった情報が、ワープロソフトに入力する先からじわじわと消えていってしまいます。しかも、セーブ機能がない！

だからこそ複雑な段取りを伴う作業は、それひとつをやるだけで精いっぱいです。そして、とにかく入力したデータが消える前に、その作業をやりきるしかありません。

ではそんな脳コワさんにとって、進行中の作業を中断して別の作業をさせられるということは、どういうことでしょうか。

それは、今までなんとかワープロソフト上に入力した作業計画や遂行済み作業の履歴が消える前に作業を終わらせようとがんばっていたところ、いきなり「事務所を停電させられる」ような行為です。

ヘッポコワープロにはセーブ機能がありませんから、今まで必死につくってきたデータはすべて消え、ゼロからやり直しです。

途中までやっている仕事の仕様を変更するとは、このヘッポコワープロソフト上であらためて仕様変更に応じた作業計画を入力し、遂行済みの履歴に訂正を加えていくことです。そんなことをしているあいだにも、すでに入力したデータは消えていってしまいま

す。作業のやり方の変更を要請されることも同様。

　1週間書き続けてきた卒論のデータが停電で消え去る。ひと晩かけてレベル上げしていたゲームのコンセントをおかんが引っこ抜く。当事者の本音は「俺の時間を返せ！」です。

　それはもう、ブチ切れるのも分かりますよね。そんなことをされれば、作業の難易度は上昇し、遂行までにかかる時間が膨大に膨らみ、読めていた作業終了時間もまったく予測がつかなくなる。組み上げていた今後の予定までもが、ぶち壊しになるのですから。

　だからこそ脳コワさんは、今やっている作業が終わるまで意地でも続けたいし、ふたつの作業を同時並行で進めるなんてできないし、作業を無理に中断されたり、作業の順番を変えられたり、一度決めたやり方を変更させられたりすると、そのつどパニックになったり怒りを爆発させたりするわけです。

この苦しさ、分かってほしい……

　こんなこと、やはり僕自身が当事者になってみなければ理解できないことでした。でも、いざ当事者になった今なら、きちんと説明すれば健常脳の人が理解できないことでは決してないと感じています。

　健常脳の人でも、何かいい言いまわしや単語が思い浮かばなくて必死に思い起こそうとしているときや、頭の中で暗算をしているとき、横から声をかけられるのは嫌でしょう。その思考作業を中断させられたら、もう一度やり直ししなければならないか、二度と同じことを思い浮かべることができないかもしれないからです。

　脳コワさんは、その「ちょっといま待って！　終わるまでそっとしといて！」の感覚を、ものすごく簡単なシーンで、常時ものすごく強く感じ続けているのです。これが当事者側から見た固執性の正

固執に見える理由

例 ある日の仕事中に……

……

あ！
すみませーん。
ここの部分変更できませんか？
あと その作業より こっちの作業を
優先して下さい！

……

おーい……。

？聞こえている……？

作業を止めて
話きいてほしいな……

こっち向いてほしいな……

作業を止めることが
できない…！

そんなん 対応できない!!
イライラっ〜〜！
やめてやる〜〜！

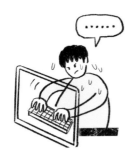

なぜ 作業を
止めることができないのか？

①

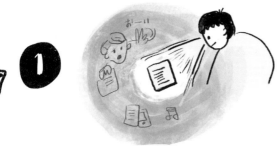

作業中は 集中してること以外
入ってこない。

なので、どんなに声かけてくれても
声が聞こえないような 状態

②

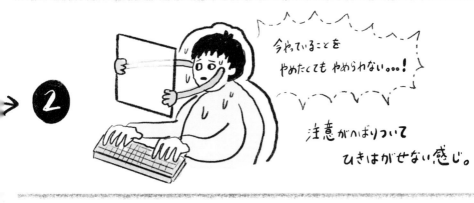

今やっていることを
やめたくても やめられない...！

注意がへばりついて
ひきはがせない感じ。

③

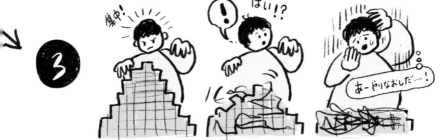

他を見ると 今していることを忘れて、やりなおしになってしまう...。

体です。

　頑固、融通がきかない、意固地、言うことを聞こうとしない——それらは翻訳すれば「今のやり方や、今やっていることを中断するともう戻れない。作業全部が無駄になるから勘弁してほしい」なのです。これまた一種の援助希求なのだと思ってください。

5 易疲労

▶ **なにより脳が疲れるのだ**

　病前、うつを患って生活困窮している取材対象者を、公的扶助（生活保護など）につなぐための申請を手伝った際、書類を前に相手が突然テーブルに突っ伏して寝てしまうという経験を何度もしたことがあります。

「あなたがギリギリの状態にあるから、なんとかしようとしてこちらも準備してきているのに！」と思わず腹立たしく思ったのは、その方々がたいてい約束の時間に1時間以上寝坊してきていたから。

　これは、かつての取材活動のなかでもありふれたシーンです。寝たら起きられない、人と話しているときに寝る、すぐ疲れたと言う、直前までハイテンションだったのにいきなり元気がなくなってぼんやりしている、約束の時間に現れないので連絡すると布団のなか……。

　じつはこの「疲れやすい」の感覚も、僕が脳コワさん当事者になってから「こんなことだとは思いもしなかった！」症状であり、闘病記の読者からも強い共感のあったものでした。

　病前の僕にとって、分かりやすい疲れとは、身体疲労でした。誰しも走れば息が切れ、オリンピック選手とて100mのベストタイムで800mを走り切れる者はいません。筋肉や心肺の疲労など身体の疲れは分かりやすい。

　けれど一方で、脳（＝脳神経細胞）の疲労については、病前の僕がそれを強く経験した記憶はありません。長時間眠らずにデスクワー

クをしつづけた結果、眠気や考えがまとまらなくなってくることは
ありましたが、そうした記憶は「そこまで追い込んでがんばれた」
という達成感や、解放後のベッドの底に落ちるような熟睡という快
楽の記憶を伴っていて、つらいとか苦しいとか困るといったワード
につながるものではなかったのです。

　けれど脳コワさんになった僕は、それまではまったく未経験だっ
た次の3つのタイプの「脳が疲れる」を経験することになり、そ
れぞれの症状に非常に困った思いをさせられました。

ありえない眠気が場違いに襲ってくる

　まず第1に、発症から2週間ほどの急性期に僕を襲ったのは、
ありえない傾眠＝眠気です。

　たとえばリハ室で課題に挑んでいるときや、少し複雑な文章を読
もうとトライしているとき。たとえそれが午前中だとか十分に昼寝
した後だったとしても、僕はあらがえない眠気に襲われました。

　1冊目の闘病記には「**夜通し酒を飲み続けた後に、朝日の差し込
む暖かな始発電車のなかで快適に揺られているかのような、猛烈な
睡魔ときわめて低い意識レベル**」と書きましたが、本当に努力や根
性ではどうにもならないレベルの睡魔が、人と話しているとか、提
供された課題に向き合っているときに、場違いに襲ってくる。

　もう目を開けているだけでも必死です。かつての取材対象者たち
もこんな睡魔のなかにあったなら、とてもあらがえるはずがなかっ
たろうと、またもや過去の自分の理解度の低さに恥じ入るばかりで
した。

スイッチが切れて言葉が出なくなる

　急性期を過ぎて退院し、仕事に戻っていくなかでも、この脳の疲

労は僕を悩ませ続けました。2つめは、人と対面して話すときに、突然後頭部の皮膚がしびれたような感じになり、言葉が上手に出てこなくなる症状です。

そんなときには決まって呂律も少し回りづらくなり、自分の舌が少し長くなって口の中に入りきらないような奇妙な感覚もあって、そのまま話せば舌を噛んでしまいそうです。左の口角も、麻痺があったときのように唾液が垂れそうな感じになりました。息苦しさや軽い吐き気を伴うこともあるため、「脳梗塞再発か!?」と不安に襲われる経験でした。

けれど前出のOT峯尾さんの前でこの状態になったとき、

「あ、いま鈴木さんスイッチ切れましたね。それが易疲労ですよ」

と指摘していただき、ようやく腑に落ちました。

本当にそれは、突然脳のスイッチがオフになるような感じなのです。

思考の速度が一気に低下し、言葉もなかなか出てこなくなってしまう症状なのですが、その時点では心理的破局反応のように苦痛を伴うわけではありません。再び脳の情報処理を自転車の運転にたとえるなら、それは**走っていた自転車のホイールの抵抗が突然ぎゅーっと強くなり、スピードが急激に落ちて、またがったまま停車してしまうような印象**です。

そこからさらに無理やり話そうとすれば、やはり転倒＝破局してしまうのですが、こうしたときの破局は、脳が情報処理できなくてパニックになるというより、「もう脳に何も入ってこない」（風も感じられない）という感じで、少し穏やかな破局だったように思います。

ちなみにこの症状に苦しんだのは、病後2年以上経って仕事で対面の打ち合わせや取材を受けることを増やしていった時期。急性期にあった傾眠のような激しい易疲労が機能回復で緩和していき、

易疲労

それに応じて仕事を増やしていくなかでの過渡的症状だったのでしょう。

　4年半経つ現在でも、初対面の緊張する相手と話す際や、いくつかの打ち合わせを連続で行ったり、講演会で大勢の前で話すときなどには同様のスイッチオフ現象があります。しかし今では、スイッチが完全オフというより「脳が低速モードに移行」するだけのような感じで、思考も言葉もゆっくりなら出てくるようになってきています。

　また、言葉が出なくなる前に予兆として「後頭部の皮膚がしびれる感じ」「舌を嚙みそうになる感じ」が先行するため、相手によっては「途中でスイッチが切れてしまいそうなときは宣言します」と予告しておくことで、特に問題なく仕事上のコミュニケーションはとれています。

午後に使い物にならなくなる

　そしてラストの3つめ、この脳の疲れやすさについて病後4年前後の時期に少し悩んだのが、「仕事に集中すると午前中で頭が回らなくなり、午後に使い物にならなくなってしまう」という症状でした。

　これはかなり想定外の症状でした。なぜなら、僕は病後半年程度の時期には、朝8時から夕方6時まで休み休みながらも仕事に取り組むことができていたから。4年も経って、持続時間が減ってしまうとは変な話です。

　けれど、これもやはり「機能回復度」と「病前復帰度」の天秤が崩れることで起きた過渡的なものでしょう。

　時間をかけて機能回復していく高次脳機能障害でしたが、機能が回復したと油断して仕事の負荷を強めすぎたことと、単位時間での

集中力が上がったために、逆に持続時間が減ってしまったというわけです。

かなり病前に近いペースで仕事ができるようになってきたはずなのに、半日でスイッチオフでは、これまた使い物にならない……欲張りな僕はどうしようかと途方に暮れたのですが、ここでたどり着いた意外な解決策は漢方薬でした。

使用しているのは、神経過敏による不眠や、子どもの夜泣き、疳(かん)の虫などに使われる「抑肝散(よくかんさん)」という薬です。これを毎朝少量飲むことで、「劇的」といってもよいレベルで、僕の連続業務時間は上がりました。

不眠に効く薬が集中力の持続にも効くとは矛盾しているようにも感じますが、抑肝散には過敏な神経をやわらげる効果があるそうです。つまり僕の易疲労は、音や光といった外部情報に対する感覚過敏由来の傾向が強く、**抑肝散にはそうした「自転車に当たり続ける風」をやわらげる効能**があったのでしょう。

なおこの抑肝散は高次脳機能障害仲間でも「まったく効かない」という人もいるようですが、僕同様に感覚過敏の強い自閉スペクトラム症の当事者からは「一日5包」（僕の5倍）飲んでいるというお話を聞きました。レビー小体型認知症でも処方される薬だそうです。

疲れるとは「認知資源」が減少すること

ここでひとつ、脳コワさんの理解しづらい症状である「疲れやすさ＝易疲労」をイメージするにあたって、ヒントとなるかもしれない当事者の実感を記しておきます。

それは、そもそも脳の情報処理活動を行うエネルギー、脳コワさんの自転車をこぐ力の源を「認知資源」とすると、**疲労とは「疲れが蓄積」していくものではなく、この「認知資源が減少」していく**

ことだという考え方です（156ページ参照）。

　大前提として、脳コワさんはこの認知資源の「総量」が一般より
ずいぶんと少なくなっています。

　急性期の僕の傾眠は、脳梗塞によって脳神経細胞が壊死すること
で、脳の総量の減少と比例して認知資源の総量が減ってしまったこ
とに加えて、壊れた脳神経細胞が担当していた機能を周辺の脳神経
細胞が急速に補おうとすることで、思考や活動に使うための認知資
源まで削られていたからでしょう。自身で考えてみて、こんな説明
があの猛烈な眠さに対して最も体感的に腑に落ちるのです。

　さらに脳コワさんになった僕は、病前と同じ思考をするにも「よ
り多くの認知資源を必要とする脳」になったのは間違いありません。

　たとえば同じ言葉を発するにしても、すっと希望する言葉が出る
のに比べ、なかなか出てこない言葉を「体育館の中で辞書のページ
を探すように」ひねり出すのでは、使う認知資源の量がまったく違
い、非常に疲れてしまいます。結果として、人と集中して話すと一
気にこの認知資源を使い切ってしまい、突然電源が落ちたように思
考が困難になってしまうというわけです。

▶ 何もしていなくても認知資源は削られる

　そして、この認知資源とは情報処理のためのエネルギーですか
ら、べつに思考活動をしていなくても、無意識に脳が取り入れた外
的情報の処理をしているだけでも、つまりただ生きているだけでも
徐々に削られています。これが自転車のたとえでいう「常時吹き続
けている（健常であれば気づきもしない）向かい風」です。抑肝散とい
う、脳の過敏性＝過剰な情報入力を制限する漢方薬が効いたのは、
まさにこの無自覚で自動的な認知資源の摩耗が減った結果でしょう。

　なお、この「無意識に削られる認知資源」の例として、僕が高次

脳機能障害の当事者になってから病後2年少々までのあいだ、自動車に乗っていると一定時間で突然パニックに陥ってしまったという体験があります。

　特に渋滞しているわけでも、知らない道を探り探り運転しているわけでもないのに、突然頭の中の思考がまとまらなくなり、妻の言葉やラジオのパーソナリティの言葉の意味が分からなくなり、呼吸が苦しくなって、路肩に寄せるしかなくなるという発作です。しかも自分で運転しているならまだしも、妻が運転する車の助手席に乗っていても、同じような発作が起きる……。

　一度こうなると運転は非常に困難で、もう耳栓をして目を閉じてじっとしているしかないのです。

　当初は本当に何事かと思いましたが、認知資源と疲労をベースに考えれば、これもまた容易に理由づけができるでしょう。そのときの僕は、車に乗って車窓から見える景色や、他の車などの交通情報の判断によって無意識に認知資源が摩耗していき、最終的に枯渇。破局反応に陥ってしまったのです。

▶ 無理に情報処理をするとパニックに陥る

　この「運転による認知資源の枯渇」が苦しいパニックの症状を伴ったことには、もうひとつの重要な視点が隠されています。

　先に、緊張や集中が求められることで訪れる突発的な易疲労では、「心理的破局反応のように苦痛を伴うわけではない」と書きました（151ページ）。しかし、そのように認知資源が枯渇したあとも「なんとか情報処理を続けようとしなければならない」会話シーンにおいては、運転と同様に、苦痛を伴うパニックがあったのです。

　そんなときの僕は、脳に外的なすべての情報が入ってきてしまい、情報の嵐にもみくちゃになって、本来するべき情報処理ができ

認知資源 とは？

総量
1日に使える
認知資源

時間単位
1時間あたりに
使える認知資源

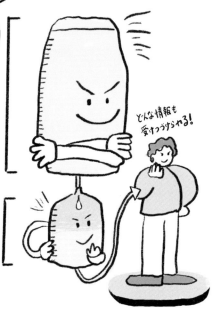

どんな情報も
受けつづけられる！

脳コワさんになってから、
総量 と 時間単位
両方小さくなってしまった。

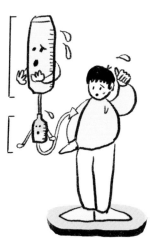

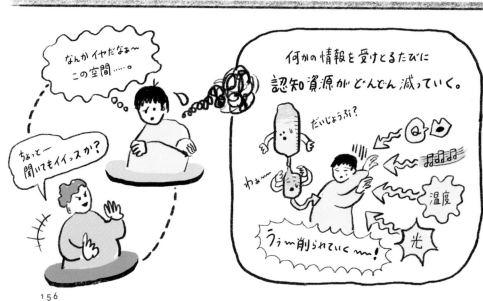

なんか イヤだなぁ〜
この空間……。

ちょっと〜
聞いてもイイッスか？

何かの情報を受けとるたびに
認知資源が どんどん 減っていく。

だいじょうぶ？

わぁ〜

うゎ〜削られていく〜！

温度

光

認知資源の いろいろ

何もしなくても減る

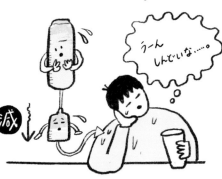

部屋にいるだけでも
様々な情報を勝手に受けとってしまう。

一気に減る時

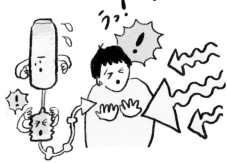

難しい行動・言動・思考をすると
一気に認知資源が減る……。

補給が間にあわない

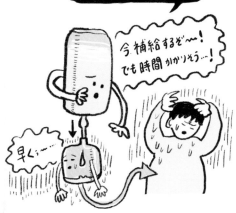

時間単位の認知資源を使いきると
総量からの補給に時間がかかる。

徐々に戻ってくる

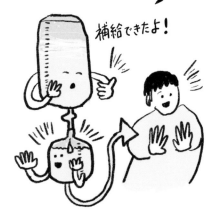

ずに苦しみ悶えるという感じです。運転でも同様に、認知資源が枯渇した後も脳は「安全のため」に外的情報を処理し続けようとしてしまうため、やはり苦痛を伴う破局に陥りました。

これはつまり、認知資源が枯渇した状態になっても無理に脳の情報処理をさせなければ、当事者はさほど苦しさを感じない。しかし、**そこでがんばって情報処理を試みてしまうと、当事者は大きく破綻してしまう**ことを意味しています。

▶ 「スイッチが突然切れる」は脳コワさんの基本仕様

さて、日常や業務復帰に向かっていく各種ステージで、この易疲労は非常にコントロールしづらく煩わしい症状でした。僕だけでなく、多くの脳コワさん仲間の共通症状のようでした。

病前の取材対象者でも、特にうつなどの中途型の当事者は、僕同様に病前のペースで生活しようとして途方に暮れる話や、過渡期の苦しさが少しやわらいだ後も「仕事に戻りたくてもフルタイムは無理」といった声をさんざん聞いていたものです。

病後、妻をはじめとする発達障害特性の強い方とお話をしていても、ものすごく元気に話していた人が「突然スイッチが切れる」現象を目撃しました。

脳コワさんは、脳が疲れやすい。その疲れは、甘えとか根性不足というレベルのものではない。そして疲れ果てた状態でがんばらせようとすると、苦しさを伴うパニックに陥る。

これもまた、あらゆる援助職の方々に知っておいていただきたい脳コワさんの基本仕様です。

6 非現実感

▶ 身体全体が膜に覆われる感覚

　脳梗塞発症からおよそ半年ぐらいのあいだ、僕に大きな焦燥感を
与えた症状に「非現実感」があります。本書でも何度か触れている
症状ですが、あらためて言語化を試みるとこんな感じです。

　自分の身体を触れば感覚があるし、つねれば痛いが、どこか他人
の身体を触っているような感じがする。歩いたりしても、リモコン
で他人の身体を操作しているような、妙な違和感がある。身体全体
が生暖かい膜で覆われているようで、冷たい風を受けてもその膜越
しに風を感じているよう。人の声や物音も、一度録音したものをレ
コーダーで再生しているようで、**総じて世界全体がつくり物のよう
にリアリティを失ってしまった**──。

　こんな感覚でした。

　どうすれば世界がリアルさを取り戻すのか、いろいろ試みまし
た。冷水で顔を洗っても皮膚をかきむしっても、ダイレクトな刺激
がない。濃いコーヒーを飲んだり鼻の穴にムヒを塗ったりフリスク
ひと箱を一気食いしてみても、あらゆる刺激がぼんやりしているよ
うに感じられるのです。

▶ 情報の「統合」ができていないため？

　病後に出会ったリハ職や臨床心理士の方など多くのプロにこの症
状を伝えても、口々に「イマイチどういう感じなのか分からない」
と返されました。けれど一方で、脳コワさん仲間（高次脳機能障害以

外にも、特に離人症とか解離性障害などの診断を受けている精神疾患当事者）からは「その感じ、めちゃくちゃ分かります！」と共感を得た症状だったのでした。

一体これは何だったのでしょう。

病後、脳神経学や脳科学などさまざまな分野の先生方に「なぜこんな表現のしづらい症状に共感が得られたのか」についてうかがう機会がありましたが、最も腑に落ちた説明は、脳コワさんは外部から入る情報の「統合」が苦手だというものでした。

現実感というのは五感すべての情報を脳内で統合して得られるものですが、**それを担当する脳の部位は、発達障害でも、うつでも、高次脳機能障害でも共通して問題が起きやすいところだというのです。**結果、たとえば目で見たり耳に入るものに「何かおかしい」と違和感を持ったり、現実感を失って感じるということが起きうると。

こうした説明がどれほどエビデンスがあるものなのか分かりませんが、少なくともこの「非現実感」が、脳コワさん当事者からかなりの共感を得た症状だということは書いておかねばと思います。

▶ 「世界が損なわれる」感じ

この症状自体は心理的破局のような大きな苦しさを伴うものではありません。ただ脳の情報処理が遅いことで周囲のスピードについていけないことや、突然の事態にリアクションできないことと相まって、息苦しさや苛立ち、あるいは病前のように世界が新鮮で刺激的に感じられないじれったさなどは、大きく QOL が損なわれる感覚です。いや、生活の質というより、「世界の質が損なわれる」という感じかもしれません。

この症状について「たぶん自分も同じ」と共感する当事者の訴え方には、バリエーションがあります。

「浮遊感があって自分の体重が軽くなったように感じるのに、実際は重い」

「ヘルメットをかぶっているよう」

「潜水服を着て海のなかで生活している感じ」

「目で見ているものの色はあるけど、何かモノクロのようだったり、立体感を失った絵のように感じる」

　このように千差万別です。それぞれの表現を単体で見る限り、同じ症状をベースにそう感じているかどうか第三者的にはかなり判断しづらいところもあります（当事者的には、言われてみればそんな感じもした！ というものです）。

7 脳コワ症状を
どう考えたらよいか

▶ 共通するボヤキとは

　最後に、僕同様に人生の途上、しかも就労世代で障害当事者に
なった脳コワさん仲間に共通する症状というか、当事者同士で話す
と話題になりやすい「ボヤキ」について述べます。それは、「**障害
受容（自己理解）と環境調整にタイムラグがある**」ということです。

　たとえば受傷後4年半の僕に残った最も煩わしい障害は、「メモ
してないことは100％忘れる」といった記憶の障害です。けれど、
それに対する環境調整が「確立し、習慣化した」のはつい最近で、
そこまで年単位の時間を要してしまいました。

　その経緯は、こんなものです。

1 病前の僕には仕事のスケジュールをカレンダーで管理する習慣が
　なく、パソコン上の付箋アプリやテキスト上で管理していまし
　た。病後、同じやり方をしていたら、ダブルブッキングや約束の
　勘違いで待ち合わせをすっぽかす事案などが頻発。

2 タブレットとパソコンで共有できる便利なカレンダーアプリなど
　を導入しても状況は変わらず、トラブル続発。

3 ここに至って「相手と口頭で約束したことを何かに書き写した
　り、カレンダーに記入しようとアプリを起動しているあいだに、
　約束の日時や内容を忘れてしまっているのだ」という「作業記憶
　の障害」の自己理解にたどりつく。

4 手書きの手帳を常備するよう対策を変更するも、手帳を忘れた

り、手元のノートやパソコンに打ち込んだ約束を手帳に転記する
際に、やはり記憶が把持できずに書き間違える事案も勃発。

5 何かを転記する際に、元のメモと書き写す先の物理的な距離が離
れているだけでも、記憶違いが起きるという自己理解に至る。

6 転記元と転記先のふたつが同じ視野に同時に入っていれば100%
転記ミスが起きないため、まず相手とのアポイントの瞬間に「手
の甲に書く」（手の甲は最も自由に移動できるメモ帳）、そしてそれをカ
レンダーに転記するのが最良と確定！

7 皮膚に文字を書けないボールペンしか持っていなくてパニックに
なる事案勃発。

8 皮膚にいちばん文字を書きやすくて、簡単には消えないタイプの
サインペンを選び出す。

9 「サインペンを忘れないように」と玄関の壁のメモ帳に書き入
れ、つねに出しやすい位置のポケットに常備することを習慣化。

書き出していて我ながら呆れ果てるし、病前の僕が聞いたらギャ
グかと思うでしょう。ことほど左様に、40年以上存在しなかった不
自由を自己理解して対策を習慣づけるには、時間とプロセスが必要
になるのです。

▶ 痛い経験が身につくには時間がかかる

中途障害の当事者には「過去には、やれていた」という経験があ
るため、まず一度は病前通りにやろうとして「玉砕」（大失敗）し、
さらに似たような失敗を何度も繰り返して、ようやく「自分はもう
やれないのだ」という感覚にたどり着く。その後に、かつてはな
かった習慣を身につけねばならないわけです。

自分でもじれったいほどに、障害のある自分に、自分自身がなか

なか慣れてくれません。

　この感覚をたとえるなら、「**関節をある角度に曲げたときだけに痛みがある**」といった怪我をしたときに似ています。たとえば手首をいっぱいにひねって指を伸ばしたとき"だけ痛い"という症状がある場合、多くの日常生活は問題ないのに、ちょっと手を伸ばして物を取ろうとすると激痛が走る。「この角度で痛みが走るのだ」と自身のなかに認識が染みわたるまでに、何度も痛い思いをする。誰にも経験があることでしょう。

　就労世代でメンタルの病を発症した当事者が、休養を経て再就労したのに無理をして再発してしまい、その後も休養→再就労→再発を繰り返す。こういったケースがよくありますが、その根底にあるのも同じでしょう。彼らもまた、「以前のようにできなかった自分」という現実に、自分自身の認識が追いついていないのです。

　となれば、中途障害当事者に接する援助職には、第1に当事者自身が「どのぐらい自分がやれないのか」を正しく認識するまで支える、第2にその正しい認識に至るまでには調整を重ねる必要があることを当事者にしっかり伝える、このふたつが支援方針の大きな柱としてあってほしいところです。

▶ 「よくあること」が、致命的な規模で起きる

　以上が、これまでの闘病記に対する脳コワさん仲間から共感の多かった「共通する症状、お困りごと」の言語化・比喩表現です。あらためて次にまとめてみましょう。

- 乗りづらい自転車の運転と転倒 ▶▶ 脳の情報処理の破綻（パニック）。
- 交差点に投げ込まれた自転車 ▶▶ 脳の情報処理速度の低下。

- 鼻の下のウンチ ▶▶ マイナス感情の転導困難。
- 強力磁石のついた靴で鉄板の上を歩く ▶▶ 注意転換の障害（固執）。
- セーブできないワープロソフト ▶▶ ワーキングメモリの低下、遂行機能障害（固執のしくみ）。
- 徹夜酒のあとの始発電車（急性期の易疲労）。
- 自転車のホイールの抵抗上昇と停止（回復期の易疲労）。
- 全身が膜に覆われた感覚 ▶▶ 情報統合の不具合。

　これらに加え21ページに書いた「白紙に水筆」（ワーキングメモリの低下）。48ページに書いた「ひどい色とにおいの激ウマ唐揚げ」（表出されたパーソナリティと、内部パーソナリティや残った能力とのギャップ）。28ページの「巨大ポンプと風船」（脱抑制）等々。

　外見からは見て取れない不自由をなんとか表現してみました。よく考えると、こうした脳コワさんの不自由は、「特に脳に障害のない健常者にも似たようなことが起きうる」といえます。健常者の脳も認知資源を使って情報処理活動をしているわけですから、脳コワさんほどでないにしても、その処理には限界があるのは当然です。

　認知的に多忙な状況で大事なことを忘れてしまったり、急ぎの課題を抱えているときに複雑な思考やマルチタスクができなくなったり、過労状態で思考速度が低下したり感情のコントロールができなくなるなんて、至極当たり前のこと。

　ただここで分かってほしいのは、脳コワさんは、こうした誰にでも起こることが「常時」「致命的な規模で起きている」ことです。そして一度その情報処理が破綻した後に、立て直すのが非常に困難だということです。

　ものすごく不自由だけど、がんばるとか気合とかでは、もうどう

にもならない。みんなにあることかもしれないけど、困難のレベルが違う。そしてそこには、耐えがたい苦しさや、自身への失望や絶望を伴っている。このことを、あらためてご理解ください。

自転車から降りられない！

脳コワさんの脳は、本当に面倒です。124ページで「不安定な自転車」とたとえたように、脳コワさんはただ脳の情報処理をつつがなく行うだけでも精いっぱい。なのに今度は、その走らせた自転車を「降りられない」、そして「走らせ続けてしまう」。これはこれで非常に苦しさを伴う症状があるのです。

たとえば急性期の僕は、日中に複数の人と話したり難しい仕事をクリアしたあと、つまり「これだけ疲れていればさぞぐっすり眠れるだろう！」という日に限って、夜の入眠後30分から1時間ほどで目が覚めて、気づいたら過換気呼吸の発作を起こしているということが何度もありました。

こうしたとき、じつは僕の脳は、一度寝ても自転車をきちんと降りられていないのです。目が覚めた瞬間、脳は何かを必死に情報処理しているという感覚があります。そしてついには認知資源を使い果たして自転車が転倒！ ダメ押しに、転倒してもまだ脳は必死に何かを処理しようとするもので、結局破局して過換気発作に至るのでした。

これまで僕はこの症状を「アプリケーションを終了できなくなったパソコン」などと書いたこともありますが、症状としては、日中にものすごく楽しいことがあって興奮した夜に限って激しい夜泣きをしてしまう子どもに酷似しています。急性期のころはもうどうにもならず、何度も述べたように宵っ張りの妻に背中をなでてもらう以外に楽になる手段が見つ

かりませんでした。

病後4年半経つ今でも、日中に疲れ果てるほどに脳を使うと、やはり入眠してすぐに目が覚めます。その瞬間に脳内では原稿の書き出しとか打ち合わせの資料を書いていたりで、疲れているのに脳が休まらずに困ることがあります。対策としては、そのまま翌朝にやる予定の仕事に手をつけたり、漫画を読んだりして穏やかに脳が自転車をこぐのをやめるまで待つくらいしかありません。そもそもそこまで脳を酷使させないことが重要なのですが。

この入眠時の過換気については、高次脳機能障害以外の脳コワさん仲間から、もっともっと深刻な症状として聞き及んでいます。というのも、過去に心が大きく傷つくような体験をしたり、現状の生活に解決困難なトラブルや将来への不安を抱えている当事者にとって、この「ふと起きたら脳が自転車をこいだまま」の状況こそが、過去のつらい記憶をまざまざと思い出したり、トラブルや不安に思考が凝集して逃げられなくなってしまう瞬間だというのです。

不眠や入眠困難が苦しいことだとは分かっていましたが、この観点からみると脳コワさんは、本来なら認知資源を回復するターンであるはずの睡眠という機会すら奪われ、むしろ睡眠することが認知資源を削ることになっている。これも僕自身が当事者になってようやく理解できた、脳コワさん当事者の大きな苦しさのひとつです。

第**5**章

全援助職に望む
支援姿勢

1 社会的困窮リスクを理解する

▶ 「助けて」と言えない人々

　さて。前章では、高次脳機能障害当事者である僕が抱えることになった症状のなかから、他の脳コワさん仲間から共感のあったものについて言語化を試みました。では、このようなお困りごとを抱えた脳コワさん当事者が、実社会で生きていくうえで共通して抱えるリスクにはどんなものがあるでしょう。

　ずばりそれは「社会的（経済的）困窮リスク」であり、「孤立リスク」です。

　失職や再就労困難による経済問題、離婚や家族の四散、友人知人との絶縁といった人間関係の喪失、医療や地域支援あるいは行政の公的扶助につながれずに孤立する……。

　脳コワさんは、社会的困窮者になる危険性が非常に高いという共通点を持っています。その理由は、ここまでに書いたことを読んでくだされればご理解いただけるでしょう。

　コミュニケーション力が非常に低い傾向があり、頭の中で複雑なことを分かりやすくまとめて、平穏な感情で、表情などを含めて表現豊かに相手に伝えるといったことが絶望的に苦手だということ。

　「みずから援助希求の声を閉ざしたほうが傷つかずにすむ」ことも多いため、助けを求めるアプローチもどんどん遅れていき、状況が本当に悪化するまで動けなくなってしまうこともあるでしょう。

現状は「申請しなければ援助なし」

　さらに、福祉や公的扶助などの行政サービスは「申請してきたものに与える」という申請主義です。脳コワさんにとって、こうした問い合わせや申請、受付や書類記入といった作業も鬼門中の鬼門です。

　「助けて」の声を出すのが難しいのは、どうして助けてほしいのかを説明するのが困難だから。声を出しても理解してもらわなかったときに、どれほど苦しいかを知っているから。

　助けてと言うのを先延ばしするうちに、どんどん困窮は深まる。するといっそう助けてと言うのが困難になる（どうして今まで黙っていたのかの説明が困難だから）。

　こうした強い不安のなか、脳コワさんのタイプによっては症状が悪化するでしょうし、より強い苦しみを含む二次障害に至ってしまうことで、状況はより抜け出しづらいものとなってしまいます。

「全援助職」と言う理由

　ですがここで、ちょっと考えてみてほしいのです。

　脳コワさんの最大共通点が社会的困窮リスクの高さと言うなら、脳コワさんへの理解を深めてほしいターゲットは、医療分野や障害支援分野を大きく超えて、その社会的困窮者に接するあらゆる職種の人にまで広げるというのが理想です。

　むしろ脳コワさんの困窮リスクが高まるのは、障害を負った瞬間よりも「その後の生活」というステージですから、なおさらのことです。

　これが、本書の冒頭（扉裏）で「すべての援助者へ」と大風呂敷を広げた理由です。さらにこの最終章では、世の中で脳コワさんに接する機会があるだろう各職種ごとの違いも含めて、配慮のお願いを

してみようと思います。

　一般的に援助職と分類されない職種も入っていますが、当事者として望むのは、僕たち当事者と接する機会のある職種の方々すべてに「援助職マインド」を持ってほしいということ。なのでこの援助職の範囲についても、堂々と拡大解釈でいこうと思います。

2 当事者を破局に追い込まない

▶ **手を払いのけるのは防衛反応**

　まずは、脳コワさんの支援にかかわる全援助職に、大前提としてこれだけは押さえてほしいというポイントから。

　それは「**当事者を心理的破局（パニック）に追い込まない**」ということです。

　前章の比喩でいう「自転車を転倒させられてしまうこと」、つまり脳の情報処理の破綻しやすさは、障害名や病名にかかわらず、あらゆる脳コワさん仲間の共通点です。それは「お困りごと」というやわらかな表現を超えた、心の激痛、苦しさの極点です。

　あらゆる判断力や思考、さらに自身のパーソナリティや世界の現実感までもが失われ、吐き気や発汗や呼吸困難といった「死ぬのではないか」と思うほどの苦しさを伴う地獄のようなあの瞬間。

　けれど脳コワさん仲間の声を聞くほどに浮き彫りになるのは、周囲の無理解や心ない対応によって、その地獄がいとも簡単につくり出されてしまっているという現実です。

　当事者は、自分の自転車を転倒させてしまいがちな相手を敏感に察知しますし、一度でも自分をその状態に追い込んだ相手には心を閉ざします。援助職がどれほど真摯に支援の手を差し延べようとも、**その手を振り払ってしまうことがあるのは、何度も傷つけられてきたからです。**そして「もうこれ以上苦しみたくない」という防衛反応なのです。

　お願いですから、本来、人を助けるはずの援助職の方々が、僕た

ちの自転車を転倒させるようなことはしないでください。

▶ まずは傾聴と共感

　ではあらためて、自転車を転倒させない配慮とは何か。書き出してみれば大したことではありません。

- ゆっくり分かりやすく話す（必要に応じて文字に書いたり図示したり）。
- 当事者の言葉が出るまで待つ。
- 当事者の言葉を遮らない。出てこない言葉を自分の言葉で補わない。
- 苦しい、不自由だという訴えをそのまま首肯する。
- 何度も問い返す、過度に説明を求める、問いつめるといった「当事者を追いつめるコミュニケーション」を避ける。

　本書でも何度も同じことを繰り返していますが、一言でまとめればこれは「傾聴と共感」という、もう語り尽くされているはずの援助職の基礎でしょう。

　けれど繰り返す理由は、「上っ面の言葉や知識として知っていること」と「その本質を体感的に理解してくれていること」はまったくの別物だからです。そして当事者は、そこを敏感に感じ取るからです。

　そんなことを言われたら、当事者に対して余計に構えて接してしまうでしょうか？

　当事者として思うに、援助職が当事者を体感的に理解するために必要なのは、特殊な能力や、積み上げた詳細な知識や、長年の経験なんかでは決してありません。**必要なのは、あくまで「想像力」で**

す。

▶ 外傷に置き換えて想像する

　僕たちの障害は外からは見えませんが、そこには身を切るような
リアルな苦しさが伴います。そして、援助職の方々がそんな僕らの
苦しみを「本当に血を流していま激痛に苦しんでいる怪我人」同様
に思い浮かべてもらえているのかどうかを、僕らは敏感に察知しま
す。

　若い援助職はあたふたするかもしれない。その痛みを緩和する手
段が見えないことに落胆するかもしれない。けれどそのように、
**「苦しみ悶える人間を目の前にしたときに普通の人がするであろう
反応」を援助職がするのを見たとき、僕らは頼りないなんて思いま
せん。**

　ああ、この人には僕の苦しさが見えている。見えているからこ
そ、この人は僕に痛いことをしない。この人になら、この苦しさを
伝えてみようと思える。そう信じることができるのだと思います。

　願わくは、「脳コワさんの苦しさを、つねに目に見える外傷に置
き換えて想像する」「目の前にいる脳コワさん当事者を、苦しみ悶
える怪我人として感じ取る」習慣を身につけてください。

　そんなイマジネーションがあれば、具体的にどんな言葉や態度が
当事者を傷つけ追いつめるのか、追いつめられた当事者がどれほど
つらい思いをするのかについて、抜本的に理解が及ぶのではないか
と思うのです。

▶ 自閉症のケア原則を参考にする

　あくまで僕自身の体験、そして病前病後に接した脳コワさん仲間
の訴えから感じるものでしかありませんが、じつは脳コワさんに対

してあらゆる援助職が参考にすべき「ケアの軸」「基礎的配慮」を
すでに実践している現場が存在します。

　勘のよい読者さんは気づいているかもしれませんが、それは「自
閉症者へのケア現場」です。

　よく自閉症者に対する誤解を招く「誤った表現」として、膝を抱
えて手で耳をふさいで丸くなった、文字通り「外界から閉じてい
る」子どもが描かれます。こうしたイラストに批判の声が出ること
がありますが、自分自身が脳コワさん当事者となって、じつはあの
定形の表現はあながち誤りばかりでないと考え直しました。

　たしかに自閉症者は自分の殻に閉じこもっているばかりでなく、
過活動や多弁を伴ったり、ときには暴れたり大声で叫んでしまうな
どの問題行動もあり、決して「おとなしい当事者」ではありませ
ん。そうした意味で「うずくまる子ども」のイラストは、当事者を
知らない者が偏見で描いたようにも思えます。

　けれども自閉症者は、脳の情報処理に問題があるために情報過多
な環境に心理的破局を起こしやすく、くだんのイラストは「**不要な
情報の嵐や自分の訴えを理解してくれない周囲から身を守る姿**」と
して当事者の気持ちを体現したものにも見えるのです。その気持ち
は、おそらく多くの脳コワさんが深々と共感できるものなのではな
いかと、これはほとんど確信しています。

　そんな自閉症の当事者をケアする現場では、不要な情報をできる
限り制限することを軸に、傾聴の配慮をする、当事者に伝わりやす
いコミュニケーション形式をとる、会話や指示を簡素化するなど、
「自転車を最大限転倒させない姿勢」が支援方針の基本として固
まっています。

　最終的な目標は、集団や社会のなかでの問題行動を抑止したり、
その後の自立活動や自己決定につなげるということです。自閉症ケ

アの分野で合理的配慮としてあげられている数々は、パニック（＝情報処理の破綻）を合併するあらゆる脳コワさんにとっても基本となる配慮だと思いますし、そのままコピーして高次脳機能障害の家族などに向けられるリーフレットに載せてほしいと思うものばかりです。

　そんな基本的配慮を背景に、ここからは僕ら脳コワさんが援助職に何を求めているのかを述べていきます。僕自身が中途障害の当事者ですので、基本は同じ中途障害をベースにして、シーンごとのお願いごとを書き出してみます。

3 援助職のみなさんへ

病院という最悪環境

あらゆる脳コワさん当事者にとって最も援助職との接点がある場は、まずは病院でしょう。

けれどじつは、脳コワさんとなった僕にとって病院はできる限り行きたくない場所でしたし、**入院中に苦手だったのは、看護師さんといういちばん身近な援助職でした。**

これはもう、ある程度は仕方がないことなのかもしれません。病院とは緊急性の高い業務をミスなく行わなければならない現場ですから。そして看護師さんは、限られた時間のなかで多くの「違うタイプの患者さん」のケアをしなければならないシビアな職種です。

けれど、そんな状況のなかで必要に駆られてつくり上げられている環境は、じつは脳コワさん当事者にとっては非常に大きな負担を感じる場なのです。

絶え間なく鳴るナースコール、アラーム音、メロディ音など、病棟内には間断なく思考を遮る音が満ちています。大部屋病棟では、耳の遠い入院患者に対する大声の声かけに毎度心臓が止まるような驚きを感じ、思考は乱れ続けました。

せわしない早足で立ち働く看護師さんや看護助手さんの動きは暴走車両のようで、向かってくるたびに立ち止まってやり過ごさなければなりません。早口の指示や説明は聞き取れず、覚えることもできません。

定時の検温やバイタルチェックで間仕切りのカーテンを開けられ

るだけでも、ただベッドに横たわっているだけのはずの僕はまるで全裸で着替えている更衣室のドアをガバっと開けられたようなショックを受け、その後の問いかけにもまともに答えることができないのでした。

さすがに間仕切りカーテンを開ける際に「心の準備の時間をください」とまでは言えないし、看護師さんたちが何のために働いているのかを考えれば、これは言っても仕方がないことかもしれませんが、その環境は耐えがたいものでした。

▶ 優秀な看護師さんが怖い

「看護師さんが苦手」というのは、じつは脳コワさん仲間から共通して聞かれる声でもあります。その理由は、基本的に脳の情報処理力がガタ落ちしている脳コワさんにとって、いわゆる優秀な看護師さん像（ハキハキ分かりやすい大きな声、元気で、テキパキした動き、早足早口）は、脳コワさんの苦手とする人物像と皮肉にも一致してしまうからでしょう。

ちなみに入院中に接した看護師さんのなかで、僕自身が「この人だと助かるなあ」と思ったのは、86ページに書いたような「当事者性のある」感じの、ちょっと頼りない感じの新人看護師さんだったり、終始しどろもどろの看護実習生さんでした。

病棟看護師さんは、病棟生活という長い時間、当事者を観察できます。問診以外接点のない医師や、やはり単位時間でしか接しないリハ職以上に、アセスメントの中心人物であるべきですし、援助希求の入り口的存在のはずです。

けれど看護業務を優秀にこなしたとしても、「当事者を苦しませない」の配慮に欠けていれば、最も初期の援助希求シーンで「苦しい、助けて」という当事者の声を封じてしまいます。

思えば、精神障害のひとつとしてカウントされている高次脳機能障害当事者の多い脳外科病棟に、「精神科看護」の専門職が配置されていないケースが多かったり、そもそも身体に麻痺があるからといって外科の患者さんと同じ病室に高次脳機能障害の当事者が突っ込まれたりする時点で、脳コワさん的には「どれほど僕らの苦しさはまともに考えられていないんだろう」と思わざるを得ないのです。

▶ 元気ハツラツリハビリ室！もつらい

　残念なことに、この「元気でキビキビ、大声でハキハキ！」というのは、じつは「優秀なPT（理学療法士）さん」の像でもあります。

　当事者となってからいくつかの病院のリハ室を拝見する機会がありましたが、元気なPTさんがリハ室のイニシアチブを握っていることが見て取れるケースが少なからずありました。

　リハ室そのものが明るくピカピカです。そこに元気ハツラツ、笑いあふれて……まるでそれは中高年向けのスポーツジム。ああ、脳コワさんにとってはキツく感じる人も少なからずいるだろうなあ、と思った次第です。

　前述したように、僕自身は体を動かすことで極端にテンションが上がるタイプです。だから元気で体育会系なPTさんのケアは、しんどさとうれしさの二律背反で、表情筋が大崩壊という惨事でした（でもうれしさ、楽しさのほうが勝っていた）。まあ、これはこれで脳コワさんのなかでも特殊ケースでしょう。

　外科領域やスポーツ障害のリハと、脳起因の麻痺に対するリハを同じ現場でやらざるをえない病院も多いでしょう。けれどやはり脳コワさんにとっては、ジムみたいなリハ室と、スポーツ・インストラクターみたいなリハ職さんはちょっと鬼門です。

　高次脳機能障害の当事者家族やリハ職の方々から「リハ室にどう

しても行きたがらない当事者」に対して、「（障害としての）能動性の低下」といった文脈でとらえている声を聞くことが多々あります。それは本当にそうなのかな？　**リハビリが嫌なのではなく、あのキラキラしたリハ室やリハ職さんが苦手なだけだったんじゃないかな？** と、つねにモヤモヤ思っています。これは通所リハに行きたがらない認知症の高齢者も同様かもしれません。

▶ 精神科クリニックは薬局か？

高次脳機能障害を除く多くの脳コワさんにとって、病院やクリニックという場で最も接点があるのは精神科医かと思います。ですが正直なところ、脳コワさん当事者との関わりを通じて僕は、日本の精神科医療（特にビル開業医といわれるような単科クリニック）に、病前以上に反感を募らせるようになってしまいました。

出会ってきた脳コワさん当事者の多くが抱えていた本音は、「精神科通院はできるだけ短い問診で、最短で、（鎮痛薬としての）精神薬を入手して帰りたい」だったように思います。

病前の僕はこうした「鎮痛のみを求める」脳コワさん側に対して否定的な感情を抱えていましたが、自身が脳コワ当事者になってみると、やはりこれは当事者の側ではなく、精神科医療の側に問題がある（ありまくる）というのが結論です。

薬局のように利便的に薬を処方してくれるクリニックを求めるようになった脳コワさん。その心の底にあるのは、「**言ったところで分かってもらえなかった**」「**援助希求したら余計に傷つけられた**」という経験です。そして精神科医療に対する不信や諦観と、深い徒労感です。

ひとりでも分かってくれる人がいれば……

　もちろん悪質な現場ばかりでないことは分かっていますが、では、そこに足りないものは何でしょうか。

　コミュニケーションスキルやソーシャルスキルが壊滅的な脳コワさんにとって本当に必要なのは、その当事者が最も「**この人なら苦しいと言える**」人が、チームのイニシアチブをとることです。

　そのうえで、精神科医のみならず、心理職、精神科看護師、作業療法士、PSW や MSW といったソーシャルワーカー、就労支援にかかわるスタッフ等々がきちんと連携して、鎮痛だけでなく、家庭や仕事といった生活上の問題解決、使える行政サービスへの接続、社会に再復帰するための環境調整的指導などを進めていく。

　さすがに理想論にすぎると感じられても仕方ないとは思いますが、孤立した脳コワさんのたどり着く先が自死であるなら、これは喫緊で重要な課題です。当事者にとって、自分たちが楽になるためには医療現場のヒエラルキーなど何の関係もありません。支援を主導してほしいのは、あくまで当事者の苦しさをきちんと理解してくれる援助職にほかなりません。

　うつ病など、脳コワさん当事者として5年、10年という長期間苦しみ続けている方々を見るに、その苦しさを長期化させているのは、じつは精神科医療の未成熟なのではないかと僕は苦々しく感じています。

「窓口の人」がキーパーソン

　さて、ここまで病院というステージを想定したため、対人援助の専門職の方々への提言が続きました。しかし人生のなかで専門職と関わっていられる期間は限られていますから、病院を離れた先でど

れだけ援助者探しができるかがその後の QOL に大きくかかわって
きます。

　そこで脳コワさんの生活の端々でぜひ「支えになってほしい」と
思うのが、あらゆる「窓口業務」の人々です。というか当事者と
なった僕自身「支えてほしいのに支えてもらえなかった」という経
験が多かったのが、窓口業務さんだったと言ったほうがよいでしょ
うか……。

　149 ページの繰り返しになりますが、病前の取材活動で脳コワさ
ん当事者と接してきて常々思っていたのが、なぜこの人たちはこん
なにも「申請作業」が苦手なのだろうということでした。申込用紙
への記入や、窓口で事情を説明して案内を受けるのが「イヤ」とい
う理由で、本当にどうにもならなくなるまで問題を放置してしまう彼
ら。受けられる支援を受けるための手続きを踏むより、不適切な自
助努力（たとえば犯罪や売春等）で食いつなぐことを選んでしまう彼ら。

　けれど、自身が脳コワさんになってみれば、その気持ちが、本当
に嫌というほど分かります。

　まず、窓口のプロと脳コワさんの、根本的な相性の悪さがありま
す。

　基本的に窓口業務の方々は、その業務のプロです。同じ申請用紙
を毎日扱い、同じ説明を何度もし、長い年月その場に座り続けてい
る。日々たくさんの人が訪れる窓口の業務をスピーディに片付ける
のが仕事です。

　一方で、僕たち脳コワさんは、一般人よりもはるかに脳の情報処
理が遅くて、特に「初めてのこと」の段取りに猛烈な苦手を感じる
特性があります。そして多くの場合、窓口申請は毎回初体験です。
書類記入は、毎回初めての段取りづくりをするに等しい作業なので
す。

そんな僕らからすると、**窓口さんの「慣れと速度感」こそが脅威**です。相性は最悪で、申請作業は「必ず」パニックに陥ってしまうタスクであるといっても過言ではありません（186ページ参照）。

　――上手に自分の状況を説明するのが難しい。

　――窓口さんの説明は一度で理解できず、聞き返せない。

　――渡された書類を持って記入机に移動しても、何を書けと言われたか思い出せない。焦るなかで、書類のどこに何を書けばよいのか分からない。

　パニックに陥ると、たかがA4の用紙が「小さな文字でいっぱいの新聞紙」ぐらいに感じられ、どこを読みどこに記入をすればいいのか、もう途方に暮れてしまうのです。

▶ 全窓口業務に援助職マインドを

　脳コワさんになった僕は、病院で、さまざまな行政施設で、申請用紙に向かう固まった背中を見るだけで「ああ、この人は仲間かな」と思う人に出会いました。べつにテレパシーなどなくても、彼らが困っているどうかは背中を見るだけでも分かります。

　けれど、そんな彼らを誰も助けてくれようとはしないのです。

　なかには再度説明を聞きに受付にいき、また記入場所に戻って固まり続けている人や、再び受付に戻って職員さんに食ってかかってしまうような人も少なからず見受けられます。

　けれど、そんな彼らにとって必要なのは、決して申請作業そのものをマルッと代行してくれる人ではありません。ただ横にちょっと寄り添って、記入位置を鉛筆で指示したり、書き込む順番を教えてくれたり、読んでも理解しづらい説明や用語をゆっくり口頭で教えてくれる人です。

　必要な支援につながれるかどうかは、当事者のその後の人生を左

右する大きな分岐です。

　そうした意味で、あらゆる窓口業務は立派な援助職であり、窓口さんに援助職マインドを持ってもらうことは、「医療レベルの向上」と肩を並べるほど重要度の高い課題だといっても全然大げさではないと思うのです。

　脳コワさん当事者が利用する窓口は、ある程度限定されるでしょう。病院、市区町村役所、保健所、福祉事務所、そしてハローワークなどもそうかもしれません。せめてそうした場だけにでも、脳コワさんへの基本配慮を研修された担当者がいてほしい。

　当事者からそんな望みがあることを共有してもらえるよう願ってやみません。

▶ サービスの紹介は援助ではない

　就労世代の中途障害型脳コワさんにとって、間違いなく最も深刻な問題は「その後をどう稼いで生きていくか」です。それまでの仕事を継続できず、無収入となってしまう場合は、失業保険の申請、精神障害者福祉手帳の取得申請、生活保護の受給申請、または就労移行支援や就労継続支援などの事業所につながることが必要になります。けれどもこれまた病前病後に聞き及んだケースでは、「全然つながっていない」ことが往々にしてあるようです。

　精神科通院歴などがあっても、医療の現場からそうした支援を受けるためのアドバイスをもらっていないケース。そもそもPSW（精神保健福祉士）やMSW（医療ソーシャルワーカー）が不在だったり機能していない精神科医療現場も多々ありますし、何年も精神科クリニックに通い続けていてもソーシャルワーカーや社会保険労務士、さらには地域包括支援センターの存在そのものを知らないという当事者もいました。

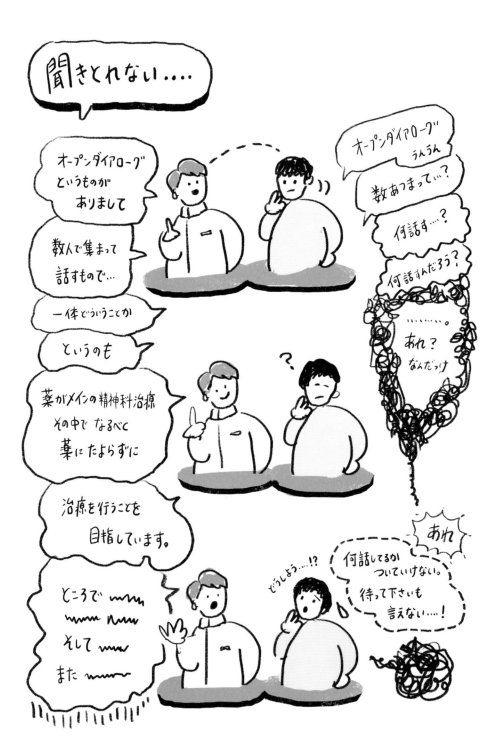

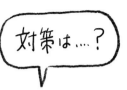

対策は……？

① ゆっくり話してもらう

② しっかりと区切りをつける

③ となりに座ってもらう。

④ 紙に書いて話す。

オープンダイアローグ
というものがあります。

数人で話します。

精神科治療は投薬が
メインです。

オープンダイアローグは
薬にたよらずに治療します。

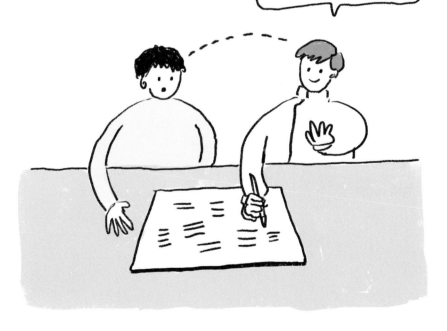

また、ソーシャルワーカーなどにつながってアドバイスを受けているにもかかわらず、実際に利用できるサービスの申請作業にまで到達できていないなんてケースも……。

　「所得＝明日のごはん＝その後の生命」ですから、これは命にかかわる急務。なのに当事者が支援やサービスにつながらない理由は、まさに「受付が鬼門」であることに大きく関係しています。

　自分自身の将来にかかわることなのにみずから動こうとしない当事者に対して、「だらしない」「危機感が足りない」「怠惰だ」と批判する声が現場から聞かれることもあります。それはしかし、当事者理解がまったく足りていない非常に残念な声ではないでしょうか。

　ここで知っていただきたいのは、「**こんなサービスがあります**」「**申請しなさいよ**」のアドバイスだけでは**まったく援助になっていない**、ということです。

　当事者にとっての援助とは、実際にそのサービスや支援の申請ができて利用開始に至るまでを支えてもらうことです。

　また、そうした観点で脳コワさんの不自由を理解していけば、生活保護受給者がケースワーカーに「引き続き就労困難」であることを説明することもまた、当事者にとっては「地獄レベル」であることが分かっていただけるのではないかと思います。

　ケースワーカーの質を上げたり心理職を配したりも重要ですが、それ以上に、「そこにつないだ援助職」がその後も自己説明的コミュニケーションの支えになり、場合によっては代弁者になってくれることを願うばかりです。

4　キャリア形成後の就労支援

▶ **病前に近い環境を**

　脳コワさんによっては、精神障害者福祉手帳を取得後に、就労支
援事業を利用して仕事の現場に復帰していくステージに到達しま
す。そのとき中途障害型の脳コワさんにとって、当事者になったタ
イミングが、❶若年でキャリア形成期なのか、❷中年・壮年でキャ
リア形成後なのか、によって期待する援助がまったくの別物になっ
てきます。

　まずは僕同様、❷の中年・壮年でそれまでの人生で仕事のキャリ
アをある程度形成してきた当事者の援助はどうあったらよいか。こ
れはもう 69 ページにある「病前能力の鑑別」に加え、「病前に近
いところに着地させること」でしょう。

　高次脳機能障害だけでなく、脳コワさんの多くが「初めてのこと
や未経験の仕事を覚えるのが困難」という困りごとを抱えていま
す。一方で、病前にやれていたことは、より小さな環境調整や工夫
で、病前通りとは言わずともなんとかこなせます。

　ですが、実際の就労支援の現場では、このことは悲しいほどに重
視されていません。

　以前お話をした当事者さんは、国家資格の「士業」を続けてきた
方でした。僕同様にマルチタスクが困難だったり、電話応対ができ
なかったり、パニックがあったりするため、すでに以前勤めしてい
た事務所を退職し、就労支援事業のサービスを受けていました。彼
は「作業所では病前の仕事に関係することはひとつもしていない」

第5章 全援助職に望む支援姿勢

と言います。

　理由を聞けば、病前の業務で使っていた専門ソフトが動くスペックのパソコンが作業所にないから。けれど、この方の自宅にはそのソフトを動かせるパソコンがあると言います。それを聞いて僕は目の前が暗くなりました。そのパソコンを作業所に持っていくことの、何が問題なのでしょう……。

　「僕はパン屋さんになりたいわけじゃないんです。漢字ドリルをやらなくても、病前の仕事はできると思うのです」

　30年近いキャリアのある「士業」の当事者さんです。その言葉は血のにじむ叫びのように感じられました。

　残酷な話ですが、こんなミスマッチのケースは中途障害の脳コワさんが就労支援事業のサービスを受ける際にとても多く聞く話です。

　病前にやれていたことが本当に今できないのか。どこまでできないのか。どんな理由でできないのか。時間をたっぷり与え、環境を整えればやれるのではないか。作業全体は無理でも部分部分ではできるのではないか。さまざまな工夫をすれば再びできるのではないか――。

　最大限諦めず、最大限柔軟に、当事者の「尊厳」を支えてほしい。僕自身、何人もの当事者さんの思いを背負っているので熱くなってしまいがちな部分ですが、本当に、命にかかわる部分だからこそ、平にお願いしたいところです。

▶ 本当にやれないのか？

　中途障害で、かつ高次脳機能障害をはじめとする機能が回復していく傾向がある脳コワさんの「本当にやれないのか？」の見極めについては、加えて知っておいてほしいことがふたつあります。

　まずひとつ。工夫（環境調整）することで、できないことができる

ようになっても、当事者は同じことで何度も失敗します。それを「やれない」と判断しないでほしいということです。

163ページに書いたように、中途障害の当事者は、本当に自分でも嫌になるほど同じようなことで失敗を重ねますが、その理由は「病前にやれていた記憶」があるからです。

そんな当事者に対して援助者が絶対にやってほしくないのは、能力の拙速な過小評価です。

むしろ援助者に望むことは、91ページに書いたように、「小さな失敗のトライアル」を経験させることで、その後の大玉砕を抑止すること。何度失敗を重ねたとしても、それが本人の努力不足や弱さだと自責して折れたり諦めたりしないようにすること。加えて、あるタイプの失敗をするなら、ほかにどんなケースで失敗が起きうるのか環境調整の応用について指導してくれることです。

脳の回復はゆっくり。見守ってほしい

脳コワさんの「本当にやれないのか？」の見極めについてのもうひとつは、「回復する当事者を支えてほしい」ということです。

先天性・進行性の障害を除き、脳コワさんの脳の機能は適切な負荷をかけ続けるなかで、本当にゆっくり回復していきます。評価スパンは年単位どころか数年単位かもしれませんが、当事者自身が「もう戻らない、以前のようにはやれない」と思っていることでも、いつの間にか病前のようにやれていたりするのです。

正直なところ、当事者にとっては、回復を目指すことよりも「もう戻らない」と諦観してしまったほうが楽という面も多分にあります。しかし援助する側は諦観せず、かといって当事者をせかすわけでもなく、冷静に当事者に機能回復が訪れていないか、もうやれないと思っていたことが再びできるようになっていないかを見守り続

けてほしいと思います。

　いざその回復が訪れたら、そこでさらに負荷を増やす（とはいえ増やしすぎない）指導をするのも、援助職に求められる理想でしょう。

　もちろん援助職がひとりの当事者に接していられる期間は、望んで延長できるものではありません。しかし、当事者をとりまく家族や知人を"その後の援助者"として、彼らに「回復を見守ってほしい」「適度な負荷の課題に挑戦させ続けてほしい」と伝えることはできるはずです。

　忘れたころに気づく機能回復は、当事者にとっても本当に感慨深いものです。その貴重な体験をぜひ当事者と分かち合ってください。

5 キャリア形成前の就労支援

▶ 増加の一途

　前項では中途障害型かつキャリア形成後の中年・壮年のケースについて述べてきました。しかし援助職にとってもっと困難なのは、そもそもそれまでの人生でキャリア形成できていない、つまり戻るべき病前の安定した能力があまりない当事者の、その後の就労・生活支援でしょう。

　たとえば学生や、まだキャリア形成途上の二十代といった若年のケース。または中高年世代に至るまで職を転々としていたり休職期間が長かったりしてキャリア蓄積がないケース、もともと発達障害的特性を持ちながら不適応な職を無理に続けた結果、二次障害化してしまったケース……。

　昨今こうした脳コワさん当事者は増加の一途をたどっています。ブラック企業の過酷な労働条件、職場いじめやパワハラ等々、働いて暮らすという当たり前の行為そのものが、人の尊厳を軽視するように「加害的」になっていく社会。そのなかで量産されていく適応障害、パニック、うつ病といった脳コワさんたち。

　貯蓄や人的資源にも恵まれていないであろう脳コワさん当事者は、まさに社会的困窮者の予備軍です。そんな彼らを援助職はどう支えられるのでしょうか。

　まず提言したいのは、脳コワさんの大きな共通症状である易疲労について知ることです。

▶ こんなに疲れやすいとは知らなかった……

　やはり病前の僕も、取材対象者として行き会った生活保護受給中の当事者に対して、「なぜこんなに体力や集中力がないのだろう」と思ったことが少なからずあります。十分時間をかけて休んだはずだし、うつによる身体症状なども緩和しているはず。なのにどうして、せっかく再就労した先でフルタイムで働くことすらできず、再び失職を繰り返してしまうのだろう……。

　けれど自身が当事者になって思うのは、それは単に休息がまだ足りなかったり、休息が休息になっていなかったり、再就労のタイミングが時期尚早だったにすぎないのではないかということです。

　脳コワさんの脳の疲労感とは、本人の意志や根性や努力でどうにかなるレベルのものではありません。どれほど気合を入れても、身体を縦にし、まぶたを開いているだけで精いっぱいという、あの倦怠感……。

　本書では易疲労を「認知資源の総量と枯渇」という切り口で解釈しました（153ページ）。過酷な就労条件のなかでメンタルを失調し、失職と生活困窮から生活保護受給付近の経済状況にある脳コワさん当事者は、この認知資源の総量が健常者よりはるかに少なくなっていると考えたほうがよいと思います。

　さらに**経済的・将来的不安を抱えているだけで、ただでさえ少ない認知資源を削り続ける要因となります**。その不安を抱えたままで休職状態を続けても、認知資源的には有効な休息にはなっていません。

　そしてダメ押しに、一度減ってしまった認知資源の総量が一般人並みに復活するまでには、とても長い時間が必要になります。ちょっとした環境の変化やショック、頭の中から排除できない不安、ときには気圧や湿度といった気象条件までもが、回復したと

思っている障害特性をよみがえらせてしまう浮動性もあります。

　こんなにも脳のコンディションを復調・維持するのが難しいとは、当事者になるまで分かりませんでした。どんなに疲れ果てていると言っても、1か月休養して治らない疲労感なんかないと思っていました。けれども脳コワさんにとっては、1か月なんて休養の入り口にも満たない。**骨折にたとえれば、ようやく腫れが引いてきたかな？　ぐらいなのです。**

▶ バックグラウンドに注目してほしい

　この認識を前提に、援助職にお願いしたいことを記します。

　まず失職と経済困窮、希死念慮などの心理症状といった、目に見える問題のみに注目するのはやめてください。そのバックグラウンドで当事者の認知資源を削り続けている不安や焦りをしっかり傾聴して洗い出し、使える制度やサービスに躊躇（ちゅうちょ）なくつなげてほしい。その前提として、そうしたプライバシーを開示できる信頼関係を当事者とのあいだに築く必要があります。

　さらに、当事者がいち早く働いて再び所得のある生活に戻りたいと焦る気持ちに配慮しつつも、認知資源がどれほど回復しているのか、その状況でどんな内容の仕事なら一日何時間、週何日働けるのかを当事者と相談しつつ見極め、慎重に再就労に導いてほしい。前述のキャリアのある脳コワさんの復職と同様に、この「見極め」は非常に大事なポイントでしょう。

　現状ではこれはかなりの理想論なのは分かっていますが、社会のリソース不足や制度の不備を無視してでも、あえて「援助職の目指すべき今後」という意味でお願いしたいと思います。それが結局は将来の安定した就労につながり、本人の負担も、社会的な負担も、減少させることにつながるはずだからです。

▶ 「大人の療育」の視点を

　一方で、就労環境でつまずき続けたことで適応障害やうつを発症したタイプの脳コワさんに接する援助職に求めたいのは、**「それは二次障害ではないのか」**という視点です。

「大人の」発達障害が激増したよう語られる昨今ですが、その理由は、かつては障害化しなかった脳コワさん特性（不定型発達特性）を、現代の産業が「障害化させやすい」構造的問題をはらんでいるからです。これはほぼ最終回答で間違いないでしょう。

　キャリア形成期にうつ失職などに至った当事者をケアする援助職にとって、「あの人はもともと一次障害として発達障害があったのでは？」「職場のコミュニケーションで破綻してしまう背景には生育歴における暴力被害やPTSDがあるのでは」と感じるシーンは、もはや日常的にあることだと思います。

　だとすれば、彼らに必要な支援の方針は、たんなる医療的アプローチや、経済的支援・就労支援を飛び越えた「大人の療育、大人のSST（ソーシャルスキル・トレーニング）」です。

　前職での挫折経験が当事者を脳コワさんにしてしまったなら、その挫折のエピソードそのものが、当事者がもともと持っている障害特性のスクリーニングになっています。なぜ前職の会社、業務、上司などとうまくマッチしなかったのか。その当事者には何を苦手とする特性があって、何を避けるべきで、どんなふうに環境調整をすれば、どんな職種に就くことができるのか。

　自身の障害特性に対する自己理解を支え、社会生活に必要なソーシャルスキルを身につけることは、大人になってからもできることです。

　現状では、就労支援事業のなかで積極的に大人のSSTに取り組んでいるケースは少なく、当事者自身や周辺者が開催しているワー

クショップ界隈しか見当たりません。しかしそこから生まれるものは、単にその後の「安定した就労」だけではありません。

得られるのは「ポテンシャル（隠れた真価）の発揮」です。

これは、自身が当事者となった僕が、強い発達障害特性を抱えて生きてきた妻と二人三脚で家庭を再構築していくなかで気づいたことです。ひとりでは何もできなくなってしまった僕は、家事や仕事上で常時妻の支えが必要になりましたが、支えてもらうためには妻自身にも自分が苦手とすることや特性の傾向を自己理解してもらう必要がありました。

けれど、そうして妻が自分の障害特性を理解するなかで、かつては「これは妻にはできない」と思っていたことができるようになったり、それまで気づいたことのなかった意外な能力の高さが発揮されるシーンが出てきたのです。

健常者には分からない、本当に小さなことがカセになるのが脳コワさん当事者ですが、そのカセをきちんと取り除くと、本人も思いもよらなかった能力が発揮できるかもしれない。

大人のSSTは、そんな当事者の可能性を引き出すためにも、支援の柱にしていってほしいと願ってやみません。

▶ 戦略的クローズ就労も

残念ながら昨今の脳コワさんに対する就労支援は、「障害者雇用という枠内で用意できるお仕着せの仕事」を想定した訓練が主軸になっています。それは当事者のための支援ではなく、単に「国が定めた障害者雇用のノルマ達成の手段」に見えてしまうのです。

果たしてそんなものが、支援といえるでしょうか。

彼らの働きづらい特性と働きやすい適性を徹底的に見極め、訓練や環境調整によって活躍することのできる仕事は何なのかを真剣に

考えること——これこそが当事者の求める支援です。

　現状では、障害をオープンにして就労することは、クローズ就労より所得面で不利になります。発達障害ブームに乗って手帳を取得してみたら給与を下げられた、といった話も方々から聞いています。

　本当に当事者のためを思うなら、最終目標に設定するべきは、就労後に周囲の配慮がなくても不自由が障害化しないような環境調整を徹底したうえでの「戦略的クローズ就労」ではないかと思うのです。

　たとえば、臨機応変な接客対応が苦手な特性を抱えた当事者に、障害者雇用枠を使って、接客対応をしなくてすむ部署への就労を勧めるのが既存の「消極的オープン就労」の支援です。対して、同じ特性を持つ当事者に、苦手な特性のスクリーニングやそれを緩和する環境調整をトレーニングをしつつも、得意分野の発掘もする。そして障害枠ではない一般枠の雇用条件で、あえてこの接客対応を含む就労を目指すという考え方です。

　こんなことを書くと「社会の側の不寛容に問題があるのに当事者に過剰な適応を求めるのか」という批判も出てきそうです。しかし、正直なところ当事者にとっての優先順位は、いま不自由で生きづらくて苦しいことを緩和することが上ですし、経済状態も含めてよりよい生活を望むのは当然のことです。社会が変わるのを待つのは少々戦略的ではありません。

　もちろん社会や就労環境が僕ら脳コワさんにとって寛容になることは理想ですが、現状の環境のなかで脳コワさん当事者が戦略的に立ち回り、労力に見合った収入を得ていく。それを援助職、当事者ともに諦めずに追求していってほしいのです。

6 高齢者への支援

▶ 明日より今日のQOL

　最後に、就労層以外の脳コワさん当事者や、就労を企図できない当事者についてはどうでしょうか。たとえば高齢者の高次脳機能障害や、老年期うつや認知症のような脳コワさんについて、です。

　ここでお願いしたい援助は、これまで述べてきた「就労が望めて回復するタイプ」の脳コワさんとは大きく変わってきます。

　就労世代の高次脳機能障害のように、脳コワさんになった後の人生が長く、障害もある程度回復するタイプの当事者であれば、今は多少しんどい思いをしても、「少々困難」といった課題に挑戦し続ける必要があると思います。今日この瞬間のQOLをほんの少し犠牲にしてでも、代償手段を習慣づけたり、少しずつでも機能を取り戻し、再就労・就労継続と経済の安定をなんとか確保する。今のQOLよりも、来年再来年のQOLのほうを重視するわけです。

　ですが、ここまで述べてきたように、一度損なわれた脳機能の回復には5年、10年という長い時間が必要になります。高齢の当事者については、回復を待たずに寿命が訪れたり、認知の衰えが始まることを念頭に置かねばなりません。そして、そもそも回復型や維持型ではなく進行型の障害だったら……。

　そんな当事者に対して、まず大前提としてお願いしたいのは、「今日のQOLを最優先する」ということです。

▶ 「脳のADL」も見てほしい

今日の QOL を最優先するとは具体的にはどういうことか。

まず脳コワさんの基本的配慮である「自転車を転倒させない」ことをベースに、日常生活で感じる苦しさを軽減すること、環境調整の指導で起きうる困りごとを減らすことです。同時に、健常時にできた当たり前のことができないのは「自身の弱さや努力不足のせいではない」という基本的な障害の知識を伝えていくことです。

高齢の当事者であれば、当然それまでの人生経験の蓄積もあるわけですから、たとえ振る舞いが子どものようになってしまっていたとしても、その表層のパーソナリティの奥底に 48・100 ページのような「熟成の唐揚げ肉」が残っています。それを前提に、これまでの人生を尊重した対応も必要でしょう。

さらに現状で高齢者ケアの現場で何よりも優先されているのは、主に身体機能的に家庭復帰を可能にするレベルの ADL（日常生活動作）の獲得です。身体的 ADL のアセスメントばかりが優先されて、「脳の機能的な ADL」は、ほとんどアセスされていないようにすら思うのですが、どうでしょう。

たとえ四肢が不自由なく動くようになったとしても、脳機能的には家庭生活ができないことまみれで、四六時中パニックに陥っていたとしたら、それはきわめて QOL の低い生活です。

脳卒中ベースで身体麻痺があるケースでは、たとえ神経心理学的な評価で問題がなさそうに見えても、「脳コワさん的」な不自由や苦手を併発している可能性が高いことを念頭に置いてほしいと思います。

▶ アプローチすべきは家族や周囲の者

ここで脳コワさん当事者として一考をお願いしたいことがありま

す。それは「**不安に対するケア**」です。

　僕も当事者になってみるまで想像したこともありませんでしたが、自身の核に自我を残したまま、自分を自分らしくコントロールできなくなるというのは、不自由なだけでなく、とてつもない不安や恐怖を伴うことなのです。

　認知症のような進行の危惧を伴う脳コワさんでは、その不安が緩和されない。いつかその残った自我すら変わったり消えたりしてしまう。それはいわば「自我の余命宣告」です。いったいどれほどの恐ろしさと、不安と、切なさを、当事者は抱えているでしょう。

　認知症のケアの現場で、「もうこの人は自分のことが分からなくなってしまったから、苦しくも怖くもない」なんて言説があると聞くと真っ青になります。人の尊厳は生命を維持していることではなく、自我を維持していることで保たれるものです。それが日々失われようとしている当事者に対して援助職は何ができるのか──。

　思えば認知症など進行型の脳コワさんに限らず、あらゆる脳コワさんの抱える苦しみの多くは、家族をはじめとする周辺者の無配慮や攻撃的な対応が生み出しています。

「お母さん、どうしちゃったの」

「お父さん、どうしてそんなこともできないの」

　このように、「できないことそのもの」よりも、できないことを理解してもらえなかったり、責められることが、当事者に大きな苦しみを与えます。

　だとすれば、**援助職がより強くアプローチすべきは、当事者ではなく家族や周辺者です**。彼らに対し、当事者にとってできないとはどういうことか、何に最も苦しむのかを伝えていくことです。

　機能的に「不可逆＝回復しない」とされている障害でも、そうした周辺環境が生み出す苦しさを取り除くことで、当事者感覚的に

「楽になる＝回復したと感じられる」ことも大いにありうると思うのです。

　もちろん、僕らのような若年で回復する「ちょっと今がんばらないと！」の当事者にとっても、この周囲の配慮によって「楽になる」ことが、その後の挑戦や真の機能回復を支えるキーになりうるでしょう。

7 あらゆる「あなた」が援助者に

　広げた風呂敷があまりにも大きくなりすぎましたが、本書一冊をかけて伝えたいことは、次の数行に凝縮できます。

- 当事者の見えない苦しさに想像力を働かせてほしい。
- その苦しさを強めるような「いくつかの対応」をやめてほしい。
- 当事者に、自分自身にどんな不自由があるのか、それがどうすれば緩和するのかを理解させてほしい。
- 不自由は自分の弱さのせいでなく、機能を失ってしまったせいだと気づかせてほしい。
- 人にちょっと頼るだけでものすごく不自由が緩和され楽になれることを、「実体験として」感じさせてあげてほしい。
- 他者に依存することは弱いことや恥ずかしいことでなく、生きるための重要なテクニックである、というパラダイムシフトに当事者を導いてほしい。
- 僕たちが苦しいと言っていることを無視せず、ちょっと手を差し伸べてほしい。

　もちろん現状の脳コワさん当事者をとりまく「制度」そのものがあまりにも不備というジレンマは、プロの援助職さんがみんな感じていることでしょう。たとえば高次脳機能障害の当事者が保険診療で受けられるリハビリが半年であることや、脳コワさんが最も苦し

む心理症状について大きな支援になるはずの心理職の配置基準や診療報酬の問題、あるいは精神科医療と地域の包括支援の接続問題等々、課題を考えればきりがなく気が遠くなります。

　けれど、どんなに制度が追いつかなくても、脳コワさんに接する機会のある現場の人たちに脳コワさんの実情を知っていただき、援助職マインドを備えてもらうことだけでも、僕らの「今」がどれほど救われることでしょう。

「日常の当たり前」が崩壊する脳コワさんからすれば、その当たり前の日常で接する方々がみな援助者になってほしいのです。当事者をとりまくあらゆる環境でその援助者を育ててほしい──これが、プロの援助職にお願いしたい最後のことです。

　見えない障害を抱える僕らが生きるとき、歩くとき、立ち止まったとき、「ああ理解してもらえているなあ。ああ助かるなあ」と思えるような社会が来てくれればいいなと心から願います。

あとがき

　高次脳機能障害の援助職の方々を前にした講演や研修講師の仕事をこなしたあとは、毎回、「とんでもないわがままを言いまくったなぁ」と思います。こうして一冊の「当事者からのお願い本」を書き上げてみると、人生最大、特大級のわがままをぶちまけたようで、戦々恐々としています。

　こんなにも過剰な熱量がこもってしまうのは、闘病記発行後の当事者読者との交流のなかで「なんとか私たちの苦しさを伝えてください」という声を聞き続けてきたからでしょう。僕の背中に、ひとりひとりの当事者が乗っかっているからでしょう。

　「まるまる一冊当事者からのわがまま」という本書におつきあいいただいたお礼に、ちょっと明るいお話、「僕自身が楽になったこと」について書いてみようと思います。

●　◀　◆

　本書のなかでも数行単位で触れましたが、**当事者の「楽」は、意外にも「回復」のなかにあるとは限りません。**

　脳梗塞を起こした僕は、未経験の情報の嵐にもまれ、心理的破局状態の真っ只中にあった脳外科急性期病棟で、じつは心の底に大きな達成感と解放感を感じていました。それは「倒れるまで追い込んで仕事をすることができた」というワーカホリックゆえの達成感。そしておそらく病前のような仕事はもうやれないが、やれないということは「もう今までのようにがんばらなくてもいいんだ。やっと楽になれるんだ」という絶望や諦観の上に乗っかった、開き直り的な解放感でした。

思考が少しずつ落ち着き、どうやら「根幹の自我」は残っている以上、日常や仕事に復帰できそうだ（復帰せざるを得ない）となるに従って、その解放感は引っ込んで、日常の不自由に七転八倒する毎日が始まりました。しかしその直前の日々、僕は息も絶え絶えの苦しさのど真ん中に「楽」を見出していた。そんなふうに、今になって思うのです。

　それから４年半が経ち、七転八倒の後に今の僕は再び「楽」な状態にあります。

　それはもちろん、一定の機能を再獲得できたことに加え、自分が苦手なことをカバーする工夫を覚えることで不自由感や失敗が減ったためです。そして、苦しい環境を避ける習慣がつき、あえて苦しくなるだろう環境に挑まなくてもすむように自身をコントロールできているから、ということもあります。

　けれど僕がいまいちばん楽に感じているのは、「もう回復しなくてもいいや」と思えるようになっているからです。

　最後までしつこく残っている「記憶の障害」による失敗はありますが、今は失敗しても自己嫌悪や情けなさを感じて落ち込むのではなく、自分のアホさ加減に失笑する余裕があります。

「伝えづらいことを伝えづらい相手に話す」というシーンでは言葉に不自由感はありますし、大勢の人前で話すことはまだまだ困難です。でもそのシーンにあえて挑戦して不自由な感じを味わうと同時に、その自分の状況をリアルタイムに理解し「いまちょっと話しづらいです」「うまく言葉が出ないので待ってください」と、やはり「失笑交じりに言える」余裕もあります。

　僕がいま楽なのは、「諦めている」からです。

　病前通りのことがやれるような回復を目指す必要はない。工夫をしたり周囲に理解をしてもらうことで、お困りごとがなくなればい

い。そしてさんざん援助希求と自己開示の日々を送った結果、今の僕は、僕の不自由に理解のある人々で囲まれています。

まさに第2章で触れたステージ8ですが、じつはこの「楽」は、急性期の僕の中にあったあの解放感と同じベクトル上のもののように今は思うのです。

脳コワさん当事者に対して「諦めちゃったほうが楽ですよ」の言葉は、対象や時期によっては絶対の禁句です。けれど、当事者が自己理解を深めた結果、最終的に自分の現状の能力を正確に把握し、場合によっては諦観し、「今の自分で納得する」ように導くのも、また援助職の大切な役割だと思います。

● ◢ ◆

こうしたプロセスを経て自分の限界を把握できた僕には、**病前の自分に戻りたくない、今の自分のほうがよい**、という気持ちも強くあります。

病後の僕が病前の僕より明らかに「進化した」と思うのは、本書で何度も書いたように人に頼ることを覚えたことです。

病前の僕は、自分が「やれること」は全部自分でやることが前提で、人がやれなくて自分のやれることならそれも抱え込むような性格でした。自分のやれる仕事を人に振ることができないくせに、自分のやっている作業を横で見て手伝わない人は「気のきかない人だな」ぐらいに思っている。そんな、ちょっと嫌なやつだったかもしれません。

けれど病後、信じられないような簡単なことが自分ひとりではできなくなり、必要に駆られて他者に依存していくなかで、いくつもの気づきを得ました。

——僕は圧倒的に指示が下手くそだったということ。
　　——人に物を頼むと、自分のやれる作業が一気に増えること。
　　——頼まれた側も結構喜んでくれたりすること。
　　——一緒に作業すると楽しい、達成感がある。自分ひとりでや
　　　るのとは仕上がりが違ってくること。

　主に家庭生活のなかから始まった「人に頼る」習慣は、その後仕事や知人との関係性のなかでも定着していきました。「頼ることを入り口に生まれるコミュニケーション、人間関係や信頼関係、相手への好意や共感」という、それまでの人生で僕が知らなかった豊かさを得ることにもつながっていきました。
　また、「自分が有限である」ということに気づけたのも、病前よりも明らかによい自分になれた部分です。
　思えば病前の僕は、騒々しい場所が苦手なのに無防備に突っ込んでいっては認知資源を削って疲れ果てたり、自分の限界を超えた仕事を大量に引き受けては睡眠時間や家族との時間を削って生きてきました。
　けれど病後、信じられないぐらい自身が「削られやすい人間」になってしまったことで、大きな気づきに至りました。
　それは、こうした限界を超えた行動で「削れる」のは、時間や体力だけではなく、人生の豊かさだということです。
　病前の僕は、週末に妻にサービスしたければ平日に寝る間も惜しんで仕事をやりきり、限界の体力で週末に挑んでは、そんな日に限って体調が悪くなる妻にキツく当たったり、妻と一緒にいながら頭の中では仕事のことを考えていたりしました。
　けれど、本当に妻に優しくしたければ僕が努力すべきだったのは「平日の仕事を減らす」だったのです。
　また、人の認知資源はさまざまな状況や刺激によっても削られて

いくものです。だから仕事の終わった夜に妻と話す時間がとりたければ、日中から耳栓やサングラスで聴覚や視覚の過敏対策をしたり、天気がよければ庭にパソコンを持ち出して仕事をするなど、終始認知資源の温存を心がければよい。それが最終的に妻への優しさにつながり、日々のストレス軽減や、翌日以降の仕事にも影響してくる。

　病前の「体力任せ」だった僕にとって、仕事を減らすということは「諦め、自分自身への敗北」といったマイナスイメージしかありませんでしたが、それをポジティブにとらえられるようになった。このことがじつは、病後4年半を経過し、仕事を病前レベルに戻していっている昨今でも大きな支えになっています。

　というのも、2019年秋、ちょうどこの本の執筆期間の僕は、病前にかなり近い持続時間で仕事ができるようになった反面で、記憶の障害が再び顕在化する事態に陥っていました。複数の仕事を抱えた状況で、ひとつの仕事に集中すると、その前にやっていた仕事の内容を忘れてしまったり、家事や家族のケアで大事なポイントを見失ってしまうなどで焦るシーンが増えてきたのです。

　けれど、自身に限界があることを理解できている新しい僕は、ここで「戦略的に諦める」ことが可能になりました。何かに焦ったら、いま抱えているタスクで「いちばん諦めやすいものは何か」を真っ先に探し、そのタスクを先延ばしにしたり諦めたりするようにしたのです。

「焦ったら、諦められること探し」

　習慣にしてみると、本当に些細なことが積み重なって人生の豊かさを圧迫していたことに気づきます。こんなこと小学校で教えてくれたらよかったのに、と思っています。

● ◀ ◆

　病後の僕にとって最大のギフトだったと思えるのは「思い出を大

切にする人間になれた」ということです。作業記憶の低下が強く残っている僕ですが、たとえば人と会って何か物をもらったというような記憶まで、「もらった事実」ごと忘れてしまうようになってしまいました。エピソードの記憶も作業記憶の積み重ねということなのか、そのシーンで別に注意を引く情報があったのか。

　いずれにせよ我が家には「誰からもらったか分からないもの」が増え、妻にそれが大事な人にもらったものだと指摘されたとしても、病前なら「そういえばそうだった！」となったところが、病後はどんなに記憶をひっくり返してもその物をいただいたときの大切なシーンが思い出せません。

　これはこれでとてつもなく切ない障害ですが、そんな障害を持ったことで、記憶しておきたいエピソードは何度も思い起こしたり、メモに残したり、人に話して共有する習慣がつきました。**思い出とは、記憶を大切に扱うことで生まれるものだったのです。**

　病前には特に意識しなくても多くの出来事を覚えていたつもりでしたが、いざ「記憶を大切にする」を心がけてみると、そのときの微細な感情まできちんと覚えておくことができ、むしろ病前より思い出がカラフルで豊かになったように思うのです。

　これもまた病前には持ちえなかった人生の豊かさです。

　こうして、ようやく「楽」と感じられる境地と機能回復度に至り、この一冊を書き上げることができました。これもまた、たぶん病前の僕だったら得られなかった充足です。

　本書では、僕自身の障害認識を言語化しながら、それをグラフィックレコーディングの第一人者である清水淳子さんにリアルタイムで視覚化していただくという取り組みにも挑戦しました。体験を言語化し、それを目の前で視覚化していただくことによって、さ

らにその場で言語化レベルが上がる。これは非常に貴重な体験で、今後セルフダイアローグの支えとして、多くの脳コワさん当事者にも挑戦してほしい「医療行為」にも感じました。

　ご自身もさまざまな特性に凸凹のある当事者仲間（？）である清水さんに、編集ミーティングのなかで僕自身の脳が不調な日と好調な日をリアルに見ていただくこともでき、共感のなかでよりダイナミックな本づくりができたと思います。

　担当編集者である白石正明さんともども、あらためてここにご協力の御礼を申し上げたく思います。

　最後にあらためて、あらゆる援助職、援助者のみなさんにお願いしたいのは、**脳コワさん当事者が何よりも「苦しくなくなること」こそを最優先してください**ということです。

　その「苦しい」が可視化されていないことが、支える側の困難だと思います。だからこそプロの援助職の方々には、当事者の見えない苦しさを想像するイマジネーションを持ち、当事者をとりまく多くの人々に援助職マインドを共有してもらうよう働きかけることで、僕らの「苦しい」の声が無視・軽視されることのない世界をつくり上げていってほしいと思います。

　もちろん僕ら当事者も、なんとか理解していただけるように声をあげ続けます。

　本書が多くの援助職と当事者に届き、支える側も支えられる側も、それぞれが楽になる道筋を見出すきっかけになることを願ってやみません。

2020年4月

鈴木大介

著者紹介

鈴木大介 ［すずき・だいすけ］

1973年、千葉県生まれ。文筆業。
裏社会、触法少年少女らを中心に取材し、
『家のない少女たち』『振り込め犯罪結社』
（ともに宝島社）、『最貧困女子』（幻冬舎新書）、
『老人喰い』（ちくま新書）などを刊行。
2015年、41歳のときに右脳に脳梗塞を発症
し、高次脳機能障害が残る。そのときの体験
を『脳が壊れた』『脳は回復する』（ともに新
潮新書）に描き話題となった。闘病生活を支
えた「お妻様」との関係を描いたのが『され
ど愛しきお妻様』（講談社）。2019年に初の
小説『里奈の物語』（文藝春秋）を刊行した。
本書で、第9回日本医学ジャーナリスト協
会賞・大賞を受けた。

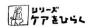

「脳コワさん」支援ガイド

発行　　　　2020 年 5 月 15 日　第 1 版第 1 刷 ©
　　　　　　2021 年 1 月 15 日　第 1 版第 3 刷

著者　　　　鈴木大介

発行者　　　株式会社　医学書院
　　　　　　代表取締役　金原 俊
　　　　　　〒 113-8719　東京都文京区本郷 1-28-23
　　　　　　電話 03-3817-5600（社内案内）

印刷・製本　　アイワード

ISBN978-4-260-04234-5

◎本書のテキストデータを提供します。
視覚障害、読字障害、上肢障害などの理由で本書をお読みになれない方には、
電子データを提供いたします。
・200 円切手
・左のテキストデータ引換券（コピー不可）を同封のうえ、下記までお申し込みください。
[宛先]
〒 113-8719 東京都文京区本郷 1-28-23
医学書院看護出版部 テキストデータ係

第73回
毎日出版文化賞受賞!
[企画部門]

ケア学：越境するケアへ●広井良典**●**2300円**●**ケアの多様性を一望する───どの学問分野の窓から見ても、〈ケア〉の姿はいつもそのフレームをはみ出している。医学・看護学・社会福祉学・哲学・宗教学・経済・制度等々のタテワリ性をとことん排して〝越境〟しよう。その跳躍力なしにケアの豊かさはとらえられない。刺激に満ちた論考は、時代を境界線引きからクロスオーバーへと導く。

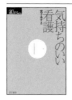

気持ちのいい看護●宮子あずさ**●**2100円**●**患者さんが気持ちいいと、看護師も気持ちいい、か?───「これまであえて避けてきた部分に踏み込んで、看護について言語化したい」という著者の意欲作。〈看護を語る〉ブームへの違和感を語り、看護師はなぜ尊大に見えるのかを考察し、専門性志向の底の浅さに思いをめぐらす。夜勤明けの頭で考えた「アケのケア論」!

感情と看護：人とのかかわりを職業とすることの意味●武井麻子**●**2400円**●**看護師はなぜ疲れるのか───「巻き込まれずに共感せよ」「怒ってはいけない!」「うんざりするな!!」。看護はなにより感情労働だ。どう感じるべきかが強制され、やがて自分の気持ちさえ見えなくなってくる。隠され、貶められ、ないものとされてきた〈感情〉をキーワードに、「看護とは何か」を縦横に論じた記念碑的論考。

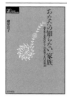

あなたの知らない「家族」：遺された者の口からこぼれ落ちる13の物語●柳原清子**●**2000円**●**それはケアだろうか───幼子を亡くした親、夫を亡くした妻、母親を亡くした少女たちは、佇む看護師の前で、やがて「その人」のことを語りはじめる。ためらいがちな口と、傾けられた耳によって紡ぎだされた物語は、語る人を語り、聴く人を語り、誰も知らない家族を語る。

病んだ家族、散乱した室内：援助者にとっての不全感と困惑について●春日武彦**●**2200円**●**善意だけでは通用しない───一筋縄ではいかない家族の前で、われわれ援助者は何を頼りに仕事をすればいいのか。罪悪感や無力感にとらわれないためには、どんな「覚悟とテクニック」が必要なのか。空疎な建前論や偽善めいた原則論の一切を排し、「ああ、そうだったのか」と腑に落ちる発想に満ちた話題の書。

本シリーズでは、「科学性」「専門性」「主体性」といったことばだけでは語りきれない地点から《ケア》の世界を探ります。

べてるの家の「非」援助論：そのままでいいと思えるための25章●浦河べてるの家●2000円●それで順調！──「幻覚＆妄想大会」「偏見・差別歓迎集会」という珍妙なイベント。「諦めが肝心」「安心してサボれる会社づくり」という脱力系キャッチフレーズ群。それでいて年商1億円、年間見学者2000人。医療福祉領域を超えて圧倒的な注目を浴びる〈べてるの家〉の、右肩下がりの援助論！

物語としてのケア：ナラティヴ・アプローチの世界へ●野口裕二●2200円●「ナラティヴ」の時代へ──「語り」「物語」を意味するナラティヴ。人文科学領域で衝撃を与えつづけているこの言葉は、ついに臨床の風景さえ一変させた。「精神論 vs. 技術論」「主観主義 vs. 客観主義」「ケア vs. キュア」という二項対立の呪縛を超えて、臨床の物語論的転回はどこまで行くのか。

見えないものと見えるもの：社交とアシストの障害学●石川准●2000円●だから障害学はおもしろい──自由と配慮がなければ生きられない。社交とアシストがなければつながらない。社会学者にしてプログラマ、全知にして全盲、強気にして気弱、感情的な合理主義者……"いつも二つある"著者が冷静と情熱のあいだで書き下ろした、つながるための障害学。

死と身体：コミュニケーションの磁場●内田樹●2000円●人間は、死んだ者とも語り合うことができる──〈ことば〉の通じない世界にある「死」と「身体」こそが、人をコミュニケーションへと駆り立てる。なんという腑に落ちる逆説！「誰もが感じていて、誰も言わなかったことを、誰にでもわかるように語る」著者の、教科書には絶対に出ていないコミュニケーション論。読んだ後、猫にもあいさつしたくなります。

ALS 不動の身体と息する機械●立岩真也●2800円●それでも生きたほうがよい、となぜ言えるのか──ALS当事者の語りを渉猟し、「生きろと言えない生命倫理」の浅薄さを徹底的に暴き出す。人工呼吸器と人がいれば生きることができると言う本。「質のわるい生」に代わるべきは「質のよい生」であって「美しい死」ではない、という当たり前のことに気づく本。

べてるの家の「当事者研究」●浦河べてるの家●2000円●
研究？ ワクワクするなあ───べてるの家で「研究」がはじまった。心の中を見つめたり、反省したり……なんてやつじゃない。どうにもならない自分を、他人事のように考えてみる。仲間と一緒に笑いながら眺めてみる。やればやるほど元気になってくる、不思議な研究。合い言葉は「自分自身で、共に」。そして「無反省でいこう！」

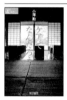

ケアってなんだろう●小澤勲編著●2000円●「技術としてのやさしさ」を探る七人との対話───「ケアの境界」にいる専門家、作家、若手研究者らが、精神科医・小澤勲氏に「ケアってなんだ？」と迫り聴く。「ほんのいっときでも憩える椅子を差し出す」のがケアだと言い切れる人の《強さとやさしさ》はどこから来るのか───。感情労働が知的労働に変換されるスリリングな一瞬！

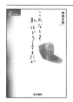

こんなとき私はどうしてきたか●中井久夫●2000円●「希望を失わない」とはどういうことか───はじめて患者さんと出会ったとき、暴力をふるわれそうになったとき、退院が近づいてきたとき、私はどんな言葉をかけ、どう振る舞ってきたか。当代きっての臨床家であり達意の文章家として知られる著者渾身の一冊。ここまで具体的で美しいアドバイスが、かつてあっただろうか。

発達障害当事者研究：ゆっくりていねいにつながりたい●綾屋紗月＋熊谷晋一郎●2000円●あふれる刺激、ほどける私───なぜ空腹がわからないのか、なぜ看板が話しかけてくるのか。外部からは「感覚過敏」「こだわりが強い」としか見えない発達障害の世界を、アスペルガー症候群当事者が、脳性まひの共著者と探る。「過剰」の苦しみは身体に来ることを発見した画期的研究！

ニーズ中心の福祉社会へ：当事者主権の次世代福祉戦略
●上野千鶴子＋中西正司編●2200円●社会改革のためのデザイン！ ビジョン!! アクション!!!───「こうあってほしい」という構想力をもったとき、人はニーズを知り、当事者になる。「当事者ニーズ」をキーワードに、研究者とアクティビストたちが「ニーズ中心の福祉社会」への具体的シナリオを提示する。

コーダの世界：手話の文化と声の文化●澁谷智子● 2000 円●生まれながらのバイリンガル？──コーダとは聞こえない親をもつ聞こえる子どもたち。「ろう文化」と「聴文化」のハイブリッドである彼らの日常は驚きに満ちている。親が振り向いてから泣く赤ちゃん？ じっと見つめすぎて誤解される若い女性？ 手話が「言語」であり「文化」であると心から納得できる刮目のコミュニケーション論。

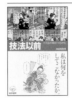

技法以前：べてるの家のつくりかた●向谷地生良● 2000 円●私は何をしてこなかったか──「幻覚＆妄想大会」をはじめとする掟破りのイベントはどんな思考回路から生まれたのか？ べてるの家のような"場"をつくるには、専門家はどう振る舞えばよいのか？ 「当事者の時代」に専門家にできることを明らかにした、かつてない実践的「非」援助論。べてるの家スタッフ用「虎の巻」、大公開！

第 41 回大宅壮一
ノンフィクション賞
受賞作

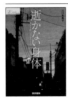

逝かない身体：ALS 的日常を生きる●川口有美子● 2000 円●即物的に、植物的に ── 言葉と動きを封じられた ALS 患者の意思は、身体から探るしかない。ロックトイン・シンドロームを経て亡くなった著者の母を支えたのは、「同情より人工呼吸器」「傾聴より身体の微調整」という究極の身体ケアだった。重力に抗して生き続けた母の「植物的な生」を身体ごと肯定した圧倒的記録。

第 9 回新潮
ドキュメント賞
受賞作

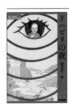

リハビリの夜●熊谷晋一郎● 2000 円●痛いのは困る──現役の小児科医にして脳性まひ当事者である著者は、《他者》や《モノ》との身体接触をたよりに、「官能的」にみずからの運動をつくりあげてきた。少年期のリハビリキャンプにおける過酷で耽美な体験、初めて電動車いすに乗ったときの時間と空間が立ち上がるめくるめく感覚などを、全身全霊で語り尽くした驚愕の書。

その後の不自由●上岡陽江＋大嶋栄子● 2000 円●"ちょっと寂しい"がちょうどいい──トラウマティックな事件があった後も、専門家がやって来て去っていった後も、当事者たちの生は続く。しかし彼らはなぜ「日常」そのものにつまずいてしまうのか。なぜ援助者を振り回してしまうのか。そんな「不思議な人たち」の生態を、薬物依存の当事者が身を削って書き記した当事者研究の最前線！

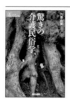

驚きの介護民俗学●六車由実●2000円●語りの森へ——気鋭の民俗学者は、あるとき大学をやめ、老人ホームで働きはじめる。そこで流しのバイオリン弾き、蚕の鑑別嬢、郵便局の電話交換手ら、「忘れられた日本人」たちの語りに身を委ねていると、やがて新しい世界が開けてきた……。「事実を聞く」という行為がなぜ人を力づけるのか。聞き書きの圧倒的な可能性を活写し、高齢者ケアを革新する。

第2回日本医学
ジャーナリスト協会賞
受賞作

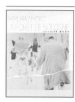

ソローニュの森●田村尚子●2600円●ケアの感触、曖昧な日常——思想家ガタリが終生関わったことで知られるラ・ボルド精神病院。一人の日本人女性の震える眼が掬い取ったのは、「フランスのべてるの家」ともいうべき、患者とスタッフの間を流れる緩やかな時間だった。ルポやドキュメンタリーとは一線を画した、ページをめくるたびに深呼吸ができる写真とエッセイ。B5変型版。

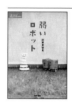

弱いロボット●岡田美智男●2000円●とりあえずの一歩を支えるために——挨拶をしたり、おしゃべりをしたり、散歩をしたり。そんな「なにげない行為」ができるロボットは作れるか？　この難題に著者は、ちょっと無責任で他力本願なロボットを提案する。日常生活動作を規定している「賭けと受け」の関係を明るみに出し、ケアをすることの意味を深いところで肯定してくれる異色作！

当事者研究の研究●石原孝二編●2000円●で、当事者研究って何だ?——専門職・研究者の間でも一般名称として使われるようになってきた当事者研究。それは、客観性を装った「科学研究」とも違うし、切々たる「自分語り」とも違うし、勇ましい「運動」とも違う。本書は哲学や教育学、あるいは科学論と交差させながら、"自分の問題を他人事のように扱う"当事者研究の圧倒的な感染力の秘密を探る。

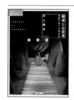

摘便とお花見：看護の語りの現象学●村上靖彦●2000円●とるにたらない日常を、看護師はなぜ目に焼き付けようとするのか——看護という「人間の可能性の限界」を拡張する営みに吸い寄せられた気鋭の現象学者は、共感あふれるインタビューと冷徹な分析によって、その不思議な時間構造をあぶり出した。巻末には圧倒的なインタビュー論を付す。看護行為の言語化に資する驚愕の一冊。

坂口恭平躁鬱日記●坂口恭平●1800円●僕は治ることを諦めて、「坂口恭平」を操縦することにした。家族とともに。──マスコミを席巻するきらびやかな才能の奔出は、「躁」のなせる業でもある。「鬱」期には強固な自殺願望に苛まれ外出もおぼつかない。この病に悩まされてきた著者は、あるとき「治療から操縦へ」という方針に転換した。その成果やいかに! 涙と笑いと感動の当事者研究。

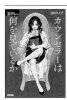

カウンセラーは何を見ているか●信田さよ子●2000円●傾聴? ふっ。──「聞く力」はもちろん大切。しかしプロなら、あたかも素人のように好奇心を全開にして、相手を見る。そうでなければ〈強制〉と〈自己選択〉を両立させることはできない。若き日の精神科病院体験を経て、開業カウンセラーの第一人者になった著者が、「見て、聞いて、引き受けて、踏み込む」ノウハウを一挙公開!

クレイジー・イン・ジャパン：べてるの家のエスノグラフィ●中村かれん●2200円●日本の端の、世界の真ん中。──インドネシアで生まれ、オーストラリアで育ち、イェール大学で教える医療人類学者が、べてるの家に辿り着いた。7か月以上にも及ぶ住み込み。10年近くにわたって断続的に行われたフィールドワーク。べてるの「感動」と「変貌」を、かつてない文脈で発見した傑作エスノグラフィ。付録DVD「Bethel」は必見の名作!

漢方水先案内：医学の東へ●津田篤太郎●2000円●漢方ならなんとかなるんじゃないか?── 原因がはっきりせず成果もあがらない「ベタなぎ漂流」に追い込まれたらどうするか。病気に対抗する生体のパターンは決まっているならば、「生体をアシスト」という方法があるじゃないか! 万策尽きた最先端の臨床医がたどり着いたのは、キュアとケアの合流地点だった。それが漢方。

介護するからだ●細馬宏通●2000円●あの人はなぜ「できる」のか?── 目利きで知られる人間行動学者が、ベテランワーカーの神対応をビデオで分析してみると……、そこには言語以前に "かしこい身体" があった! ケアの現場が、ありえないほど複雑な相互作用の場であることが分かる「驚き」と「発見」の書。マニュアルがなぜ現場で役に立たないのか、そしてどうすればうまく行くのかがよーく分かります。

中動態の世界：意志と責任の考古学●國分功一郎●2000円●「する」と「される」の外側へ──強制はないが自発的でもなく、自発的ではないが同意している。こうした事態はなぜ言葉にしにくいのか？　なぜそれが「曖昧」にしか感じられないのか？　語る言葉がないからか？　それ以前に、私たちの思考を条件付けている「文法」の問題なのか？　ケア論にかつてないパースペクティヴを切り開く画期的論考！

第16回小林秀雄賞
受賞作
紀伊國屋じんぶん大賞
2018 受賞作

どもる体●伊藤亜紗●2000円●しゃべれるほうが、変。──話そうとすると最初の言葉を繰り返してしまう（＝連発という名のバグ）。それを避けようとすると言葉自体が出なくなる（＝難発という名のフリーズ）。吃音とは、言葉が肉体に拒否されている状態だ。しかし、なぜ歌っているときにはどもらないのか？　徹底した観察とインタビューで吃音という「謎」に迫った、誰も見たことのない身体論！

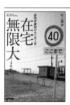

異なり記念日●齋藤陽道●2000円●手と目で「看る」とはどういうことか──「聞こえる家族」に生まれたろう者の僕と、「ろう家族」に生まれたろう者の妻。ふたりの間に、聞こえる子どもがやってきた。身体と文化を異にする３人は、言葉の前にまなざしを交わし、慰めの前に手触りを送る。見る、聞く、話す、触れることの〈歓び〉とともに。ケアが発生する現場からの感動的な実況報告。

在宅無限大：訪問看護師がみた生と死●村上靖彦●2000円●「普通に死ぬ」を再発明する──病院によって大きく変えられた「死」は、いま再びその姿を変えている。先端医療が組み込まれた「家」という未曾有の環境のなかで、訪問看護師たちが地道に「再発明」したものなのだ。著者は並外れた知的肺活量で、訪問看護師の語りを生け捕りにし、看護が本来持っているポテンシャルを言語化する。

居るのはつらいよ：ケアとセラピーについての覚書●東畑開人●2000円●「ただ居るだけ」vs.「それでいいのか」──京大出の心理学ハカセは悪戦苦闘の職探しの末、沖縄の精神科デイケア施設に職を得た。しかし勇躍飛び込んだそこは、あらゆる価値が反転する「ふしぎの国」だった。ケアとセラピーの価値について究極まで考え抜かれた、涙あり笑いあり出血(！)ありの大感動スペクタル学術書！

第19回大佛次郎論壇賞
受賞作
紀伊國屋じんぶん大賞
2020 受賞作

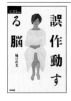

誤作動する脳●樋口直美● 2000 円●「時間という一本のロープにたくさんの写真がぶら下がっている。それをたぐり寄せて思い出をつかもうとしても、私にはそのロープがない」──ケアの拠り所となるのは、体験した世界を正確に表現したこうした言葉ではないだろうか。「レビー小体型認知症」と診断された女性が、幻視、幻臭、幻聴など五感の変調を抱えながら達成した圧倒的な当事者研究!

第 9 回日本医学
ジャーナリスト協会賞
受賞作

「脳コワさん」支援ガイド●鈴木大介●2000 円●脳がコワれたら、「困りごと」はみな同じ。──会話がうまくできない、雑踏が歩けない、突然キレる、すぐに疲れる……。病名や受傷経緯は違っていても結局みんな「脳の情報処理」で苦しんでいる。だから脳を「楽」にすることが日常を取り戻す第一歩だ。疾患を超えた「困りごと」に着目する当事者学が花開く、読んで納得の超実践的ガイド!

食べることと出すこと●頭木弘樹● 2000 円●食べて出せればOK だ!(けど、それが難しい……。)──潰瘍性大腸炎という難病に襲われた著者は、食事と排泄という「当たり前」が当たり前でなくなった。IVH でも癒やせない顎や舌の飢餓感とは? 便の海に茫然と立っているときに、看護師から雑巾を手渡されたときの気分は? 切実さの狭間に漂う不思議なユーモアが、何が「ケア」なのかを教えてくれる。

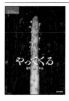

やってくる●郡司ペギオ幸夫● 2000 円●「日常」というアメイジング!──私たちの「現実」は、外部からやってくるものによってギリギリ実現されている。だから日々の生活は、何かを為すためのスタート地点ではない。それこそが奇跡的な達成であり、体を張って実現すべきものなんだ! ケアという「小さき行為」の奥底に眠る過激な思想を、素手で取り出してみせる圧倒的な知性。